小児プライマリ・ケアで診る子どもの眼疾患

みさき眼科クリニック 院長
石岡みさき 著

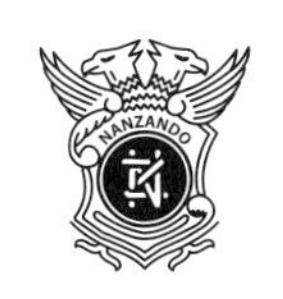

南山堂

序

眼科は器械による検査が多い診療科ですが，当院のように超小規模（私ひとりと視能訓練士１名）の眼科の場合，いろいろな機器をそろえることは予算も場所も限界があります．新刊の学術書を読んだり学会や勉強会に参加するのは，いま現在どこまで診断が可能なのか，そして自院にない器械でしか診断がつかないような場合，どの時点で紹介すべきなのかを見極められるようになるためです．

限られた手技でどう対処するのか，ということは，診療科によらず市中開業医の永遠のテーマであると思われますが，そんな思いで執筆した最初の単著書籍が「ジェネラリストのための眼科診療ハンドブック」（医学書院）です．眼科医へのアクセスが悪いジェネラリストの先生方に向けての内容となっていますが，子ども関連の項目にはそれほど紙面を割いていません．小児の診療は，眼科であっても成人と異なることが多いからです．

乳幼児健診には，通常，眼科医はかかわっていないため，今回あらためて健診内容をチェックし，眼科領域の内容が多いことに驚きました．最近は３歳児健診にフォトスクリーナーが使われることも増え，子どもの健診における眼科知識の必要性を感じます．とは言え，一般の小児科教科書に，眼科の話はほとんど載っていません．本書は，眼科関連の医療機器がない小児科でどのように診断し，どの段階でどのレベルの眼科へ紹介したらよいのか，ということを考えながら執筆しました．

2023年に「こどもの目の日」が制定されました．その日は奇しくも私の誕生日なのです．個人情報にもなり（祝ってほしくなるので）あえて日付は明らかにしませんが，なぜその日が選ばれたのか調べてみてください．

本書が5冊目の単著書籍になります．執筆という得意な分野で皆さまのお役に立てることができればこの上ない喜びです．

2024年３月

石岡みさき

目　次

第1章 視機能の発達にかかわる諸知識

第2章 乳幼児健診のポイント

第3章 よくみる眼症状・眼疾患

第4章 点眼薬の基礎知識

第5章 保護者によく聞かれること

Column

第 1 章

視機能の発達にかかわる諸知識

第1章

視機能の発達にかかわる諸知識

1 視力の成長

6歳頃に視力1.0に到達

生後すぐの新生児は明暗の区別，物が動くのがわかる程度の視力であり，1か月で物の形の判別がつくようになり，1か月半で固視（眼の中心窩で見ようとする像をとらえる），2か月くらいで追視（動く物を眼球運動で追いかけて見る）ができるようになります．その後，生後半年で0.1～0.2程度の視力，1～2歳で0.4程度となり，3歳0か月では半分以上，さらに5歳では8割の子どもが1.0の視力が出るようになり，6歳になると1.0の視力に到達する，というように生後も視力は成長していきます（**図1-1**）．眼球の成長とともに，視覚中枢である脳も，物を見る刺激が伝わることで成長し，結果として視力が成長します．

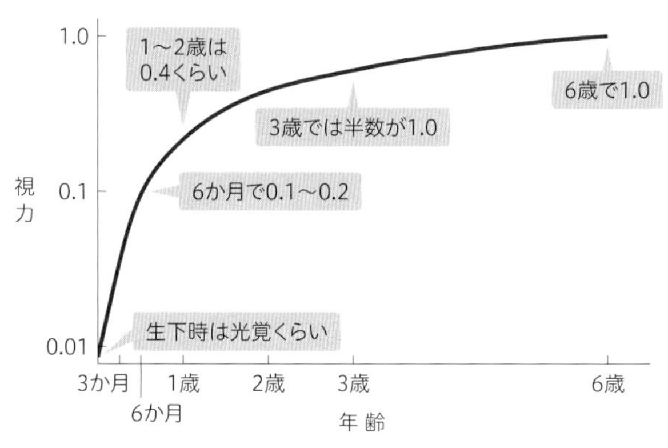

図1-1　視力の成長

視力検査ができるようになるのは3歳半頃から

日本で視力検査の視標として使われている「C」の形をしたランドルト環で視力を測れるようになるのは，おおよそ3歳6か月以降です．

眼科で使う視力表はいろいろありますが，ランドルト環で検査ができるようになった子どもでも，列状に並んだ視力表では答えにくいときがあります．たくさんあるものの中から1つのものを選ぶ，ということができるのは8歳頃からなので，それまでは視標は1つだけ見せるように検査を行います．ちなみにランドルト環を使うのは日本だけのようで，海外ではアルファベットの「E」の文字を使います．

一方，3歳未満，あるいは発達障害があって検査が難しい場合に行う視力検査には，いくつか方法があります．2～3歳では絵視標（動物や乗り物などの絵を見せて名前が言えるか，同じものを選べるか）やドットカード（ウサギなどの動物の絵に描かれた眼を2点として認識できるか）で検査を行い，これは眼科開業医でも行っています．

0～1歳は，指し示すことが難しく，縞視力（乳児は無地より縞模様を好んで見るという特徴を利用した検査），視運動性眼振（optokinetic nystagmus：OKN，縞模様のドラムを回転させて眼振が起きるかチェックする検査），視覚誘発電位（visual evoked potential：VEP，後頭部に電極をつけて視覚刺激による電位を測定する検査）といった検査で視力を確認できますが，これらの検査は他覚的なものであり，ランドルト環による検査結果と同じではありません．見えているかどうかの確認になり，眼科開業医で行うところはそれほど多くないと思います．

6歳以降に「矯正視力」が1.0なければ異常を疑う

「うちの子の視力は，この学年の上位何％に入りますか？」

学業の成績ではありませんので“上位”というのはないと思うのですが，ときどき保護者からこのような質問をされることがあります．身長・体重のような平均値のデータが，視力に関しては存在しません．学校健診で測っているのに？ と思われるかもしれませんが，後述（p.84）するように学校健診の視力は0.3，0.7，1.0の3つの視標で測っていますので，例えば裸眼視力が0.7未満の子どもの割合はどのくらいいるか，というデータのみになります．

また，視力には基準値というものがなく，視機能は「矯正視力」で評価します．視力の成長は6歳から遅くとも10歳頃で終わりますが，その後，矯正視力で1.0以上ない場合は何らかの異常があると考えます．

なお「裸眼視力」は，子どもであれば学校で困っていないか，成人であれば日常生活に困ることはないか，運転免許は取れるか，などの目安として扱います．

2 弱視とは

弱視になりやすい状態は6歳（遅くとも10歳）までに早期発見したい

一般的に「弱視」とは低視力のことを意味していますが，医学的には，生後の視力成長が上手くいかず，成人後にメガネやコンタクトレンズで矯正しても視力が出ない状態を指します．

弱視は，早期発見・早期治療で防げることが多いのですが，一定の年齢まで成長してからでは治療できなくなります．したがって弱視を防ぐためには，6歳（遅くとも10歳）までに，弱視になりやすい状態を見つけ出すことが重要となります．10歳を過ぎてもまったく治せないわけではありませんが，治療効果は低くなるので，やはり早期の発見が必要です．保護者はよく学童期の近視を心配されますが，弱視の早期発見の観点からみると，学童期よりも早い段階の就学前での見え方や屈折状態のほうが大事なのです．

弱視の原因

弱視は，眼球そのものの異常ではなく，脳の視覚中枢の異常です．

成人の矯正視力が不良の場合，眼球自体に異常がみられないのであれば，弱視の可能性を考えます．屈折状態から類推できることもありますし，子

表1-1　弱視の原因

- 屈折の異常：強い遠視，近視，乱視
- 不同視：左右の眼の度数差が大きい
- 斜視
- 形態覚刺激の遮断：先天白内障，眼瞼下垂，角膜混濁，眼帯など

どもの頃の視力がどれくらいだったのか，学校健診で視力は良好だったのかを確認することでわかることもあります．

弱視の原因には**表1-1**のようなものがあります．

- 近視よりも遠視のほうが，弱視になりやすい屈折状態といえます．子どもが近視の場合，遠くが見えていない様子から保護者が気づきやすく，また近くは見えているので，強度近視でなければ弱視になる可能性はそれほどありません．一方の遠視は，遠くも近くも，水晶体がピントを合わせる調節を行わないと正常には見えていない状態です．子どもにとってはある程度見えているので，遠視であることに保護者は気づきにくいのですが，水晶体が調節を行っていないときの見え方は，おそらくピンボケになってしまっているはずです．
- 弱視を防ぐためには，乳幼児の段階で強い遠視を見つけ出す必要があります．近年では，3歳児健診にフォトスクリーナー（後述）が導入されるようになり，その成果が期待されます．
- 視力の成長時期（6歳頃まで）に左右の両眼が同じようによく見えていないと，弱視になる可能性があります．
- 生まれた直後から，**表1-1**のような何らかの要因によって完全に眼が遮蔽されていると，片眼遮蔽では生後1～2か月で遮蔽されていたほうの眼が見えなくなり，廃用性斜視となります．両眼遮蔽では，2～3か月で眼振や異常眼球運動が出るようになります．

弱視が原因ではない視力低下が起きる「心因性視力障害」

いったん視力の成長が終わった後に視力低下が起きるのは，弱視ではなく，何らかの疾患が考えられます．この場合の視力とは矯正視力のことであり，近視度数が進んで裸眼視力が低下することとは異なります．

子どもでは視力低下を起こす疾患は珍しく，眼科開業医でよく遭遇するのは心因性視力障害です．これは10歳前後の女児に多く，高校生の年代になるとほぼみられません．

何らかのストレスが原因で発症し（はっきりと原因がわからないこともあります），日常生活に困る様子はあまり見受けられませんが，学校健診で視力不良の判定となったり，本人の見えにくいという訴えで受診してきます．ときに何らかの疾患による視力低下のこともあるので，眼底検査や視野検査，頭部の画像診断などを行うこともあります．また子どもの場合，周囲のメガネをかけている友達などに影響されて，「自分もメガネをかけたい」という願望をもつことで視力不良になることもあります．

子どものメガネ装用の必要性

成人であれば，近視用メガネや近用メガネ（いわゆる「老眼鏡」）は見えないときだけ使っていても問題はありません．しかし子どもの場合は，弱視にならないために使っている遠視のメガネであれば，治療用としていつも使うべきものですし，眼科医の指導なしに装用をやめてはいけません．

保護者から「メガネをかけさせるのはかわいそう」と言われることもありますが，弱視の治療用としてかけているのであれば，装用をやめてしまうことで将来視力が出なくなるほうが，また近視の場合は，メガネをかけずに見えない状態のままでいるほうが，子どもにとってはかわいそうではないかと思います．

なお，遠視用・近視用のメガネの簡単な見分け方は，遠視は凸レンズで矯正するため，メガネの向こうの物が大きく見え（外見上は眼が大きく見える），近視は凹レンズで矯正するため，物が小さく見えている（外見上は眼が小さく見える）ことから見分けることができます．

3 フォトスクリーナーは購入すべき？

結論からまず言いますと，小児科開業医の場合は，悩んでいるなら購入しなくても大丈夫です．2022年から，3歳児健診を行う自治体に屈折検査機器導入のための補助金が出るようになったため，スポット™ビジョンスクリーナーに代表されるフォトスクリーナーを自治体が続々と購入しているからです．

自院で購入しなくても，健診時に固視，追視，眼位，眼球運動をチェックし，3歳半において眼科での視力検査をおすすめすれば，まず大きな見逃しはないといえます．自治体健診のある3歳まで屈折を調べなくてもよいのだろうかと心配になる方もいると思いますが，このフォトスクリーナーによる屈折検査は，3歳半より前に行っても偽陽性が多く，スクリーニングを行う価値が下がってしまうのです．そして高度屈折異常でないかぎり（それほど多くありません），弱視治療のタイミングは3歳以降で間に合います．

もし眼位のチェックに自信がない，そして自治体が検査機器を導入するまでに時間がかかりそう，というのであれば購入してよいでしょう．3歳未満であっても眼位のチェックには役立つ検査機器ですし，自治体に任せず自分のところできちんと検査をしたいという場合には購入をおすすめします．日本眼科医会が作成したマニュアル[1)]に，フォトスクリーナーの判定基準値や視力検査などの詳細な方法が掲載されていますので参照してください．

3歳児健診での保護者へのアドバイス「一度は眼科で視力確認を」

保護者はこの検査機器で視力が測れると思っていることが多いようですが，フォトスクリーナーで視力を測ることはできません．基本的には大きな問題がない，というスクリーニングにとどまるものです．フォトスクリーナーで異常なしと出ても，もし健診で視力不良となれば，眼科受診が必要です．

3歳児健診では，視力が0.5あれば問題なしで終わってしまうことが多いと思われます．しかしできれば，矯正視力が1.0出ることを眼科で確認するように，保護者にすすめていただけると理想的です．健診で視力が0.5出なければ眼科受診をすすめられると思いますが，0.5出ていたとしても，一度は矯正視力が1.0出ることを眼科で確認すると，視力の成長が確実となります．

4 近視は治せる？

屈折の種類

ヒトは生下時は軽い遠視のことが多く，成長とともに近視へと変化していきます．この時期の近視の進行状況により，成人してからの近視の度数が決まります．成人する頃に，この近視進行は止まることがほとんどです．近視進行は，成長と同時に眼球が伸長していくことにより起こります．

遠視も近視もない状態が「正視」です．正視では，眼球内に入った光が，角膜と水晶体により屈折し，網膜上に焦点（ピント）が合うことで像として結ばれます．一方，「遠視」は網膜の後ろ，「近視」は網膜の手前で焦点が合ってしまう状態であるため，網膜上で像が結ばれずにぼやけてしまいます（図1-2，1-3）．

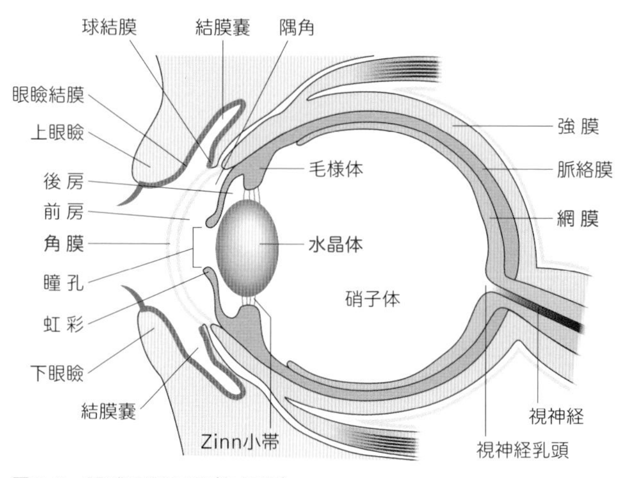

図1-2　眼球の断面図（矢状断）

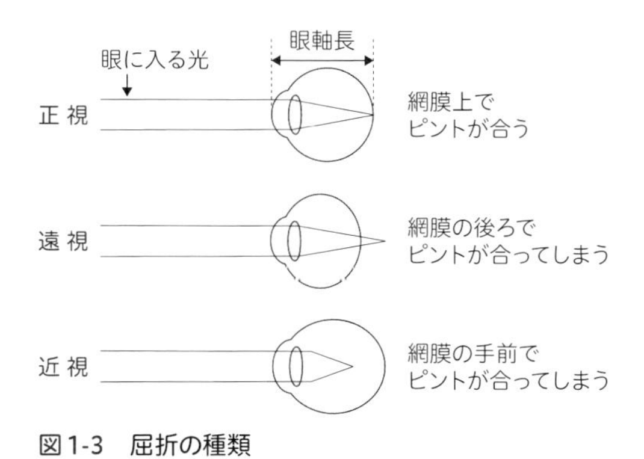

図1-3　屈折の種類

このような遠視・近視という屈折の度数を決めるのは，角膜，水晶体，眼球の大きさという3つの要素であり，眼球が大きくなる（眼軸長が伸長する）ほど近視の程度は強くなります．

近視の進行抑制の治療法

いったん生じてしまった近視の状態を元に戻すことはできませんが，眼球の外側にメガネやコンタクトレンズといったレンズを使用することによって屈折を矯正したり，屈折力にかかわる角膜を削ったり，白内障の手術により水晶体を人工レンズに置き換えることで，度数を変えることはできます．最近は，自分の水晶体はそのまま残し，その前側にレンズを入れる方法も行われています．

屈折矯正手術（レーシックや眼内コンタクトレンズ）は，適応年齢が18歳以上とされています．未成年に屈折矯正の手術を行わないのは，まだ屈折の状態が変化している時期だからです．また若い世代に白内障手術を行わないのは，ピント合わせの調節を行っている水晶体を摘出してしまうと，いきなり老眼と同じようにピント調節力が衰えた状態になってしまうからです．

近視進行を完全に止める治療法はありませんが，最近は，進行抑制の治療法が話題となっています[2)]．ただ，この分野の研究は次々に新しいデータが出ていますので，数年経つと推奨できる治療法がまた変わっている可能性が大きいと考えられます．近視がすべて悪いものではないのですが（中等度までの近視は老眼になったときに裸眼で手元が見えるので便利なのです），強度近視眼の場合は，黄斑症や緑内障のリスクが高まるため，近視の程度は軽くしたほうがよいという考えから治療を行っています．

2023年現在，日本で厚生労働省の認可を得ている近視進行抑制の治療法はありません（治験中のものはあります）．自費診療として行われている方法として，低濃度アトロピン点眼（輸入品），オルソケラトロジー（就寝時につけるハードコンタクトレンズ）（次頁のColumn），多焦点ソフトコンタクトレンズ，サプリメントなどがあり，また海外では特殊メガネやレッドライトを浴びる治療法が行われています．どれもそれなりに効果はありますが，保護者は子どもの近視が完治すると思っていることも多く，なかなか期待に添えていないのが実情です．

長時間のスクリーンタイムは近視進行や斜視の原因

近視の原因は，半分が遺伝（両親とも近視が強い，アジア人であるなど），半分が環境（近くを見ることが多い，太陽光を浴びないなど）です．遺伝は変えることはできませんが，環境に関してはデジタル機器を使う時間を短くする，学習時などに近くを見るときには姿勢を正しくする，外遊びの時間を十分につくることなどが推奨されています．

2019年のWHOガイドライン[3)]によると，座ってのスクリーンタイム（テレビ，ビデオ，コンピュータゲームなどの画面を見ること）は，2歳未満では推奨されず，2～4歳では1日1時間を超えてはならない，短いほどbetter，とされています．スマートフォンへの言及はありませんが，同じと考えてよいでしょう．小児の健康全般に関してのガイドラインですので小児科ではなじみのある内容だと思いますが，近視進行や後述する斜視の原因としても，スクリーンタイムは留意すべきポイントです．

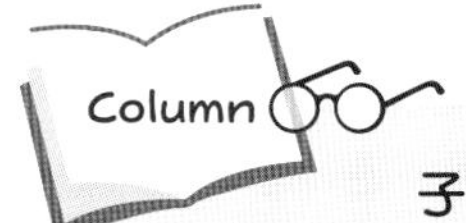

子どものコンタクトレンズ使用は何歳から？

保護者から「コンタクトレンズは何歳から付けられますか？」と，ときどき質問されます．コンタクトレンズ装用に関して年齢制限はありませんが，自分で付け外しができないと日常的な使用は無理ですので，子どもでは高校生くらいから処方OK，中学生は状況に応じて，小学生は原則不可，としている眼科が多いようです．

例外的に，眼科的な問題でメガネでは視力が出にくい子どもの場合に低年齢から使っていることはありますし，メガネが使えない状況（クラシックバレエの発表会など）に短時間装用し，付け外しは保護者が行う，という条件付きで処方することもあります．

コンタクトレンズ使用中に重症の角膜感染症を起こすと，ときに失明することもあります．眼科医がそういうことを言うのは脅かすためと患者には思われているようですが，角膜移植が必要になるくらいの重症感染症はそれほど珍しいことではありません．

コンタクトレンズを付けていて眼がゴロゴロする，痛みが出る，充血があるなどの症状は，何らかのトラブルのサインです．そのような場合はレンズを外す必要がありますが，コンタクトレンズの出し入れは小学生でもなかなか難しく，学校にいる時間帯にトラブルが起きるとまず自分では対処できません．したがって眼科では小学生にはコンタクトレンズ処方を行わないことがほとんどです．

▶コンタクトレンズ購入は必ず眼科で

コンタクトレンズは医療機器であり眼科で処方するものなのですが，インターネットや雑貨店でも処方箋なしに購入できてしまいます．時間とお金の節約のためということもあるようですが，カラーコンタクトレンズなどは自分が欲しいデザインのものが眼科で扱っていないときにおしゃれ感覚で購入していることもあります．眼科で扱っていないレンズというのは，眼科医からすれば推奨しかねるレンズ，ということになるのですが，そのあたりはなかなか理解してもらえないようで，酸素透過性の悪いレンズやサイズが大きすぎるレンズを購入し，装用時間は長時間，洗浄不十分，ということからトラブルを起こして眼科を受診してくる方をよく見かけます．

▶近視に対するオルソケラトロジー

オルソケラトロジーとは，夜間就寝時に専用のハードコンタクトレンズを付けて角膜の形を変形させることで，日中の近視状態をなくす治療法です（2023年現在は自費診療）．矯正下着のようなものなので，やめれば近視は元に戻ります．日中はレンズなしの状態で見えるようになるため，レンズの取り扱いができない子どもでも問題なく過ごせます．近視進行抑制効果もあるため，小学生で行っていることも増えてきました．通常のコンタクトレンズと同様にレンズとレンズケースの洗浄は重要となります．治療対象は中等度の近視までとなります．

メガネ処方はメガネ店でも大丈夫？

メガネ処方は原則眼科で行うものです．まず眼科を受診して視力検査や度数の確認を行い，処方箋をもらってからメガネ店でメガネを購入するのが望ましい手順です．

成人であれば，すでに使用しているメガネの度数変更なしでフレームだけ交換する場合や，遠近両用メガネが問題なく使えているけれども，近くをよりよく見たいので中近・近近メガネも作りたいという場合などは，最初からメガネ店に行ってもらってもよいのですが，もしメガネをかけても矯正視力が出にくいという場合には，メガネ店ではその原因まではわかりませんので，まずは眼科でチェックしていただくことが必要です．

そして言うまでもなく，子どもの場合には，最初からメガネ店の検査だけでメガネを作ってはいけません．

眼科での度数検査の方法

子どもの眼はピントを合わせる調節力がとても強く，調節作用が起きると近視側に度がよるため，近視度数が強めに入りがちです．

そこで，眼科ではこの調節を麻痺させる点眼を使って，度数を確認しています．これは調節麻痺薬とよばれるもので，シクロペントラート塩酸塩点眼液（サイプレジン®）とアトロピン硫酸塩水和物（日点アトロピン点眼液，リュウアト®眼軟膏）があり，どちらも瞳が大きくなる散瞳効果もあり，使用後しばらくの間は見えにくくなります．アトロピンは調節麻痺の効果が強く，調節麻痺作用は7～12日，散瞳効果は約10日間続くため，学業のない乳幼児に主に使われます．シクロペントラートの調節麻痺作用は，アトロピンより弱く24時間で消失，散瞳効果は48～72時間でなくなりますので，学童期の検査に使われます．眼底検査に使われるトロピカミド・フェニレフリン塩酸塩（ミドリン®Pなど）は，数時間で散瞳効果が消えますが，調節麻痺作用は少ないため，屈折度数を確認する検査に使うことはできません．

調節麻痺薬による散瞳は眼圧が上がる心配はないのだろうか，と思われる方もいらっしゃると思います．後述の「小児緑内障」の項（p.66）で記載しているように，通常，子どもは散瞳しても眼圧が上がることはありません．先天的な構造異常があると上がることもありますが，数としては多くありません．

視力検査時に調節が入りにくいように工夫して検査を行っていても，子どもの場合，調節麻痺薬点眼後の屈折度数が異なることはよくあります．調節麻痺薬点眼を用いずに器械で測った度数そのままでメガネを作ると，近視度数が強めの過矯正になりがちです．度が強すぎるメガネは見えにくかったり，眼が疲れたりする原因になります．視力検査のたびに調節麻痺薬での確認は行いませんが，最初にメガネ処方をする場合や，急に度数が変わった場合には行っています．このような検査は，メガネ店ではできない検査です．

メガネをかけると近視が進む，かけたり外したりすると近視が進む，と保護者が話していることがありますが，どちらも起こりません．過矯正の近視メガネをかけていると，近視が進む可能性はあります．

6　眼位異常　基本のキ

眼位異常を疑ったら眼科へ紹介を

両眼を開けて物を見ているときの眼の位置を「眼位」とよび，眼位の異常が「斜視」です．眼位が正中にあるのが「正位」であり，その他は斜視となります．内斜視，外斜視，上下斜視，回旋斜視などがあります（「など」というのは細かくいうともっと種類があるからです）．

“弱視の原因となる斜視”と，“原因疾患がある斜視”を見つけることが大事になります．と読んだだけで嫌になってしまう方もいらっしゃるかもしれませんが，通常診ることのある斜視の種類は，それほど多くありません．どのような種類の斜視なのか正確な診断にこだわるより，眼位異常を疑ったら眼科へ紹介する，ということでよいでしょう（斜視の種類ごとの眼科紹介については，p.18「小児科で遭遇する眼位異常いろいろ」で記載しています）．後述するような全身疾患が原因の場合は治療の主体が小児科になりますが，視力が成長する時期の子どもは眼科でのフォローも必要であることがほとんどですので，まずは眼科へ，ということで問題ありません．

ときに重篤な眼底疾患が斜視の原因となっていることもあります．視力低下の訴えが出にくい低年齢層の子どもは小児科を最初に受診することがありますので，眼位異常を見つけ出していただくのは重要なことです．

眼位検査のポイント

- 角膜反射法であるHirschberg法は，両眼にペンライトなどの光を当てて角膜からの反射光で眼位を判定する方法です（**図1-4**）．反射が瞳孔中心にあれば正位となりますが（**図1-4，1-5**），わかりにくい場合は片眼ずつ遮蔽してみてください（**図1-6**）．遮蔽していないほうの眼が動けば，斜視があります．
- フォトスクリーナーをお持ちであればぜひお使いください．前述したように3歳半未満にフォトスクリーナーで屈折検査をすることは，偽陽性

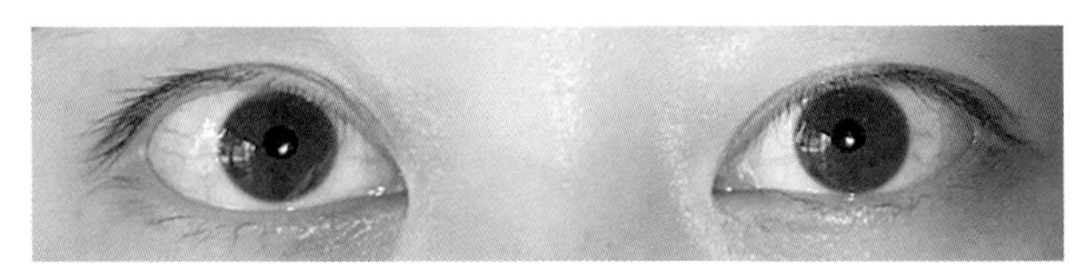

図1-4　角膜反射法による眼位のチェック（正位の所見）
瞳孔領にライトの白い反射が小さく見えており，左右同じ位置にあるので，正位とわかる．

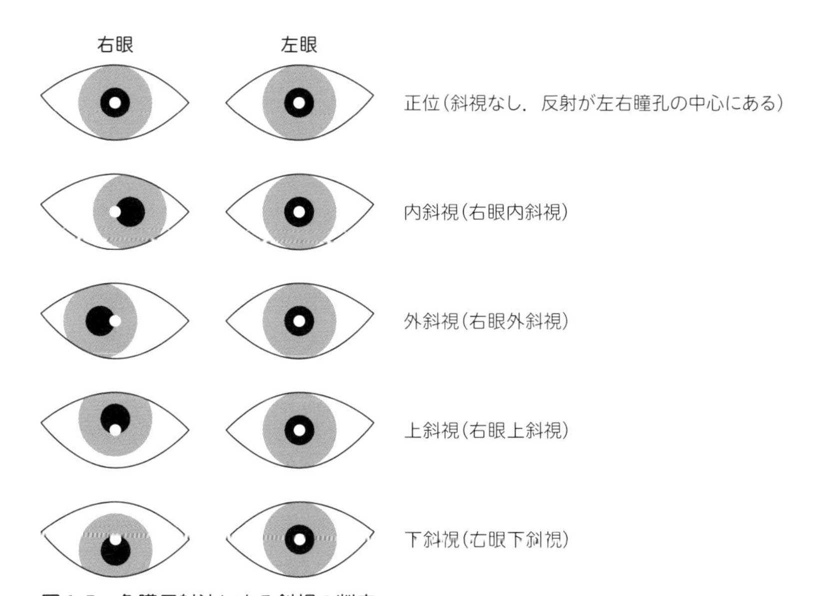

図1-5　角膜反射法による斜視の判定
反射（白い光）が左右どちらかの瞳孔の中心から外れていたら，斜視の判定となる．
上記は右眼が斜視の場合の例．

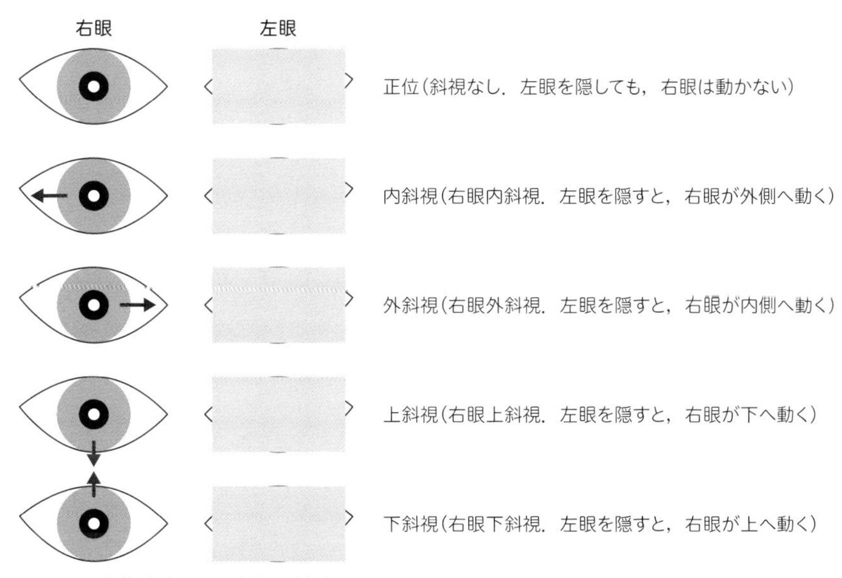

図1-6　遮蔽試験による斜視の検出
片眼を隠したときに，もう片眼が動けば斜視の判定となる．上記は右眼が斜視の場合の例．

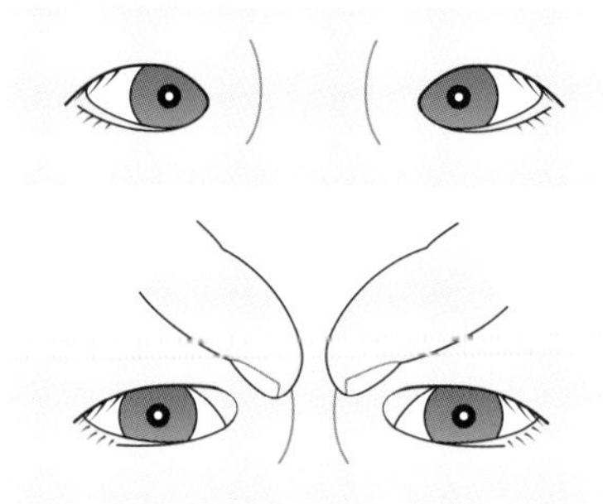

図1-7　内眼角贅皮
上：鼻側に球結膜（白目の部分）が露出していないため斜視のように見えるが，光の反射は角膜中央にあり，斜視ではないと判定できる．
下：鼻根部の皮膚をつまむと，斜視がないことがはっきりわかる．

が多いためにおすすめしていませんが，この機器は斜視の検出に役立ちます．両眼視ができるようになる生後2か月以降から検査可能となります．

- 内眼角贅皮とは，上眼瞼が目頭部分を覆うところにある皮膚のひだ（**図1-7**）のことですが，この皮膚により鼻側の球結膜が隠れることで，斜視のように見えることがあります．
- **頭位異常の確認**

自然な位置で眼位をチェックした後は，顔の位置が正面を向いているか確認します．**図1-8**のように，もし顔がまっすぐ正面を向いていなければ，頭の位置を逆の方向に動かして，眼位を確認します．例えば右に頭を回していたり傾けていたら，左側に動かしてみる，ということです．

複視や眼振などの症状が出ている場合には，見やすい位置に顔を動かしていることがありますので（代償性頭位異常），その場合は頭の位置を正しい場所に動かすと，斜視や眼振の症状がはっきりします．

外転，内転障害，眼振（眼振が止まる位置で見るようになります），ときに聴覚障害の場合に，顔を横回しにします．

斜視や眼瞼下垂，眼瞼内反では，顎の上げ・下げ（引き）が見られます．また片側の上斜筋麻痺，滑車神経麻痺では，顔を傾けます．

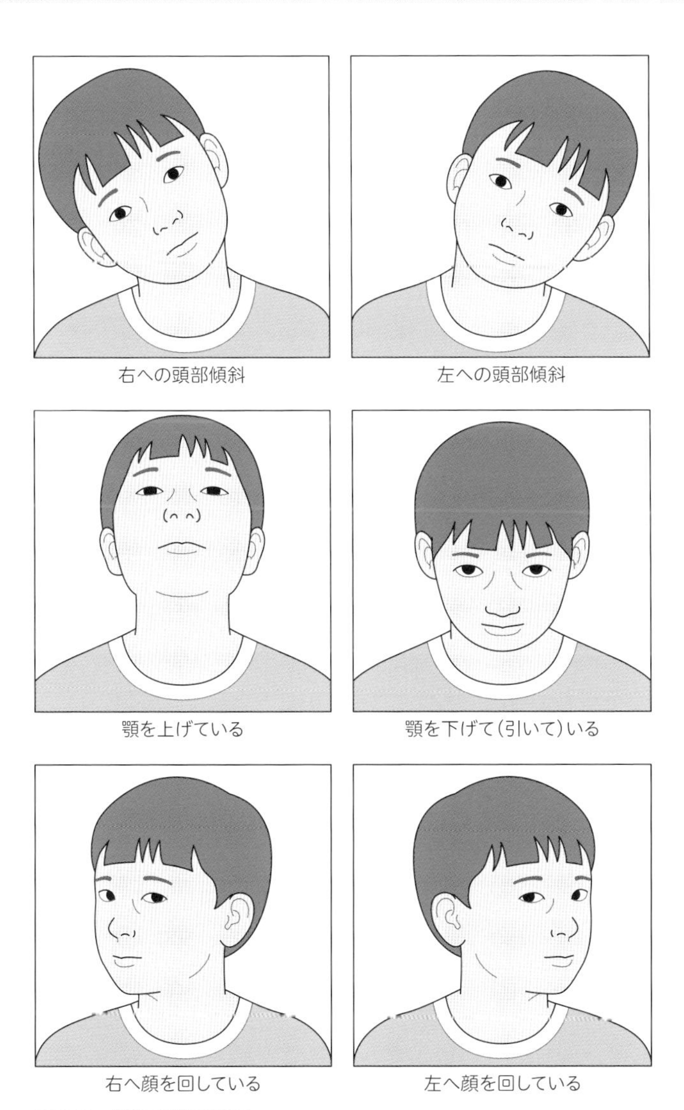

図1-8　頭位異常の所見
斜視，眼瞼の異常，眼振などが原因で，これらの図のように頭の位置異常（顔がまっすぐにならない）が起きることがある．

頭位異常は，視野障害でも起こることがあります．

- 上記のような方法で眼位異常があると判断したら，眼球運動を確認して，麻痺性斜視（p.19）があるかをチェックします．

小児科で遭遇する眼位異常いろいろ

乳児内斜視

生後6か月までに発症する内斜視のことです．ほとんどが生後1か月以内に起きるとされています．原因ははっきりしません．この時点での斜視は弱視になりやすく，2歳までに手術をしないと正常な両眼視機能を得られない，とされています．生後6か月未満で，下記に述べる調節性内斜視のこともありますが，乳児内斜視であれば手術が必要ですので，見つけ次第，眼科への紹介が必要です．手術が可能な小児専門の眼科へ紹介したほうがよいでしょう．

調節性内斜視

ピントを合わせて見えるようにする水晶体の「調節」が起きると，「輻湊」が同時に起き，両眼は内側に寄ります．遠視が強いと調節する力がより多く必要となり，輻湊も強く起きるために内斜視となることがあります．

2歳頃の発症が多く，治療の基本はメガネの装用となるので，手術対応していない眼科でも診療可能です．

間欠性外斜視

ときどき起きる外斜視で，「目が外にはずれることがあります」という訴えで受診してきます．受診時に斜視が見られなくても，自宅で写真を撮ってきてもらうことで確認できます．

外斜視の症状に「複視」（物が2つに見える）があります．子どもは複視が出ないことが多いのですが，複視が出ると片方の目を閉じていることがあり，まぶしがっている様子に見えます．

3～4歳以降にみられることが多く，恒常性ではないため，弱視になる可能性はそれほど高くありません．年齢が上がると眼精疲労や複視の訴えが出ることもありますので，程度や時期をみて手術を考えます．恒常性になりつつある場合も手術適応があります．

自覚症状がなく，間欠性であれば緊急性はないので様子をみてよく，機会があれば眼科受診をすすめてください．一方，間欠性でない外斜視は，眼底疾患の可能性がありますので，こちらは早めの眼科受診が必要です．

麻痺性斜視

眼球が動かない麻痺性斜視は，半数が先天性です．先天性は，プリズムレンズ（光の進行方向を屈折させるレンズ）を使ったメガネで矯正するか，手術となります．後天性は，重篤な疾患の可能性が高く，画像診断が必要なことも多いため，麻痺性斜視がある場合には手術も行っている小児専門の眼科への紹介がよいでしょう．

年少では複視の訴えは出にくく，代償性頭位異常や，眼位異常で保護者が気づきます．

斜視の出る脳神経麻痺は，動眼，滑車，外転神経麻痺があり，3大原因として循環障害，腫瘍，外傷があげられるのは成人と同じですが，小児の場合はこれに加えて，先天性やウイルス感染などがあります．

• 滑車神経麻痺，あるいは先天性上斜筋麻痺

眼球を動かす上斜筋（**図1-9**）を支配しているのが滑車神経のため，症状としては両者は同じになります．上斜筋は眼球を内下転させる作用があり，麻痺するとその作用方向が制限されますが，眼球運動をチェックしても，疑って見ることでようやくわかる程度の異常です．この斜視は，自覚症状の訴えと，頭位で疑うほうが簡単です．片側に出た場合は，健側に頭を傾ける頭位異常が見られます．頭を逆に傾けると，眼位異常がはっきりとします．両眼に出た場合は，顎引きの頭位をとります．後天性の両眼発症の場合，下を見ると複視が増強するため，「階段が降りにくい，怖い」という訴えが

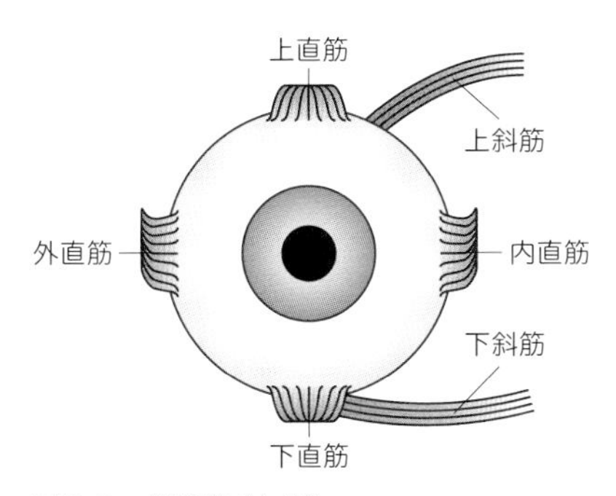

図1-9　外眼筋（右眼）

出ますが，子どもは自覚症状の訴えは出にくく，頭位異常が主体となります．

• **動眼神経麻痺**

動眼神経は，上直筋，下直筋，内直筋，下斜筋，上眼瞼挙筋，瞳孔括約筋，毛様体筋を支配しているため，完全麻痺の場合，やや下向きの外斜視となり〔6つある外眼筋（**図1-9**）のうち，外直筋と上斜筋だけが働いているため〕，眼球運動制限，眼瞼下垂，散瞳が起こります．眼瞼下垂が起きていると複視の訴えはなく，眼瞼を上げてみて初めて複視に気づくこともあります．散瞳していると脳動脈瘤の可能性が高く，成人では高血圧，糖尿病が原因のこともあります．ときに症状（眼瞼下垂，眼球運動制限）が重症筋無力症と似ていることもあります．

• **外転神経麻痺**

外転神経は外直筋（**図1-9**）を支配しているので，この神経が麻痺すると内斜視になり，外転障害が出ます．「寄り目になった」「顔を回して見ている」という保護者の訴えで受診してきます．後天性の場合，子どもは脳腫瘍を疑います．

その他の注意すべき眼位異常

全身疾患による眼位異常は，「ちょっと前からなんとなく目つきがおかしい」という保護者の訴えで受診してくることがあります．重症筋無力症では，比較的急性発症の斜視，眼球運動障害が初発症状のことがあります（p.61「後天性眼瞼下垂」を参照）．甲状腺疾患では，明らかに眼球突出がある場合はすぐわかりますが，上眼瞼後退の場合は逆側の眼瞼下垂のように見えたり，眼瞼腫脹がアレルギーとして治療されていることもあります．

また斜視の中には，重篤な眼底疾患が原因となっている場合があることも常に想起する必要があります．

斜視と斜位の違い

斜視は「両眼で見ているときに片眼の位置が常にずれている状態」で，斜位は「両眼で見ているときは正位，片方の眼で見ているときに位置がずれる状態」です．

斜位は，軽度のものも含めるとほとんどの人にみられるといわれていますが，治療対象となるのはかぎられた状態なので（眼の疲れがひどい，複視が気になるなど），小児科では気にしなくてよいと思います．

“スマホ内斜視”とは

これは最近話題になっている，スマートフォンなどのデジタル機器を使い過ぎることによって起こる急性内斜視のことで，正式名称は「急性後天共同性内斜視」です．

近い距離の物を見るためには，両眼が内側に寄る「輻湊」が起きます．スマートフォンは他のデジタル機器と比べ，眼と画面の距離が近いことにより，輻湊が強く起き続けて内斜視になるのではないかと考えられています．

2016年に韓国から，スマートフォンの過剰使用により発症したと考えられる急性後天共同性内斜視の報告があり[4]，その後も報告は続いています．日本では2023年現在，日本弱視斜視学会と日本小児眼科学会による小児の全国調査が終了し，結果待ちです．また小児にかぎらず，成人の報告もあります．

後天性の斜視であるため，複視の訴えが通常は出やすいものなのですが，乳幼児では訴えが出にくかったり，学童では本人が気づいていても，片方の眼を隠して見ることで日常生活に問題が出にくいことが多いようです．外見から家族が気づいて受診してくることもあります．

スマートフォンの使用を止めて軽快することもあれば，手術になった症例もあるので，やはり長時間のデジタル機器の使用は避けたほうがよいと考えられます．

参考文献

1）日本眼科医会：3歳児健診における視覚検査マニュアル～屈折検査の導入に向けて～. 2021.（https://www.gankaikai.or.jp/school-health/2021_sansaijimanual.pdf）〈無料でダウンロードできます．健診にかぎらず幼児の眼科健診に関して役立つ内容です〉

2）平岡孝浩，二宮さゆり編：クリニックではじめる学童の近視抑制治療，文光堂，2021.〈眼科医向けの教科書ですが，かなり詳しく解説されています〉

3）WHO guidelines on physical activity, sedentary behaviour and sleep for children under 5 years of age.（https://iris.who.int/handle/10665/311664）

4）Lee HS, et al：Acute acquired comitant esotropia related to excessive Smartphone use. BMC Ophthalmol, 16：37, 2016.

第2章

乳幼児健診のポイント

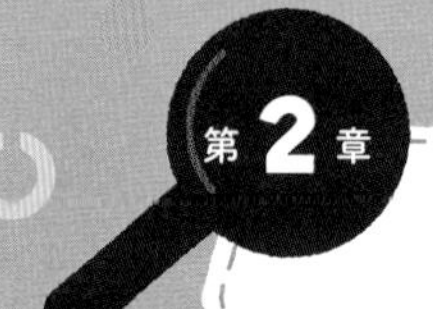

第2章

乳幼児健診のポイント

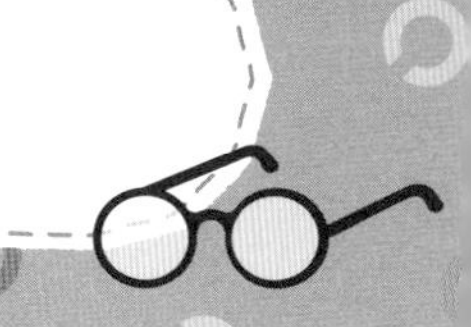

乳幼児健診における問診の内容と，視覚スクリーニングの内容が，年齢によって少しずつ異なるのは，視機能の発達段階に合わせた内容になっているからです．つまり固視・追視ができるようになるのが生後1～2か月くらいから，両眼視機能が出てくるのが生後2～3か月からのためです．そして3歳児健診からは，視力検査が加わります．

本章では，健診で視覚の異常を見逃さないために，おさえておきたいポイントに絞って述べます．視力の測り方も含め，健診の詳細は日本眼科医会が作成したマニュアル[1, 2]を参照してください．

1 問診—生後1か月までに先天素因を見つけ出す

問診で確認すべき事項を**表2-1**に示します．

小児の視覚障害の原因は，そのほとんどが0歳時に起きるといわれています．原因となるのは，先天素因（幼少期発症の白内障，緑内障，家族性滲出性硝子体網膜症，網膜芽細胞腫）と，未熟児網膜症です．

未熟児網膜症については未熟児であれば退院後も医療機関でフォローされていますので，小児科の健診で見つけ出すべきは先天素因です．先天素因は症例数としては少ないのですが，生後1か月までに眼科での詳細な診察を行うために，家族歴として問診で聴取していただく必要があります．

表2-1　新生児・乳幼児の問診チェックリスト

①瞳（黒眼）が白く見えたり，光って見えることはないですか
②眼の大きさや形がおかしいと思ったことはないですか（黒眼の大きさが左右で違う，まぶたが下がる，など）
③ご家族やご親戚の中に，子どもの頃に白内障，緑内障，網膜剥離（家族性滲出性硝子体網膜症を想定），網膜芽細胞腫（網膜の悪性腫瘍）などの眼の病気になった方はいないですか（→先天素因の確認）

・・・・・・・・・・ 新生児はここまでの問診でOK ・・・・・・・・・・

④保護者の方がお子さんの眼を見たときに，お互いの視線が合いますか
⑤動くものを見たときに眼で追いますか
⑥眼が揺れる（黒眼が上下や左右に小刻みに動いたり，ぐるっと回転する）ことはないですか
⑦眼つきや眼の動きがおかしいと思ったことはないですか（黒眼が鼻側に寄ったり，位置がずれたりなど）
⑧眼を細めて見たり，近づいて見ていることはありませんか
⑨頭をいつも傾けていたり，横眼で見ていることはありませんか
⑩それほど明るくないところでも，まぶしがることはありませんか
⑪明るいところで，片方の眼を閉じていることはありませんか
⑫片眼を隠すと嫌がりませんか

（文献2, 3を参考に作成）

2 検査

新生児，乳児，幼児それぞれの時期に行う視覚スクリーニングを**表2-2**に示します．

嫌悪反射

片眼が見えていない場合，見えているほうの眼を隠すと嫌がる，という状態から視力低下を見つけ出す方法です．視力低下を訴えられる年齢であっても（ときに成人でも）片眼が失明していることに気づいていないことはあります．なぜなら通常は両眼で生活しているからです．

Red reflex法

検影器（レチノスコープ）または直像鏡を使って子どもの両眼に光を当て，眼底（網膜）からの反射光を見る検査です．検影器は屈折検査のために使う機器ですので，小児科では直像鏡のほうを使用されていると思います．この他にナイツポケレチライトORT-Y（メーカー名：ナイツ）という機器もあ

表 2-2　乳幼児健診で行う視覚スクリーニング

方法	新生児（0～1か月）	乳児期（2～11か月）	幼児期（1歳以降）
問診・家族歴の確認	○	○	○
瞳孔反応の確認	○	○	○
外眼部・前眼部の視診	○	○	○
Red reflex法（直像鏡）	○	○	○
固視・追視，嫌悪反射の確認	—	○	○
眼位検査，眼球運動の確認	—	○	○
フォトスクリーナー*による斜視の検出	—	両眼視ができるようになる2か月以降から実施可能	実施可能

○：実施する．
＊：フォトスクリーナーで検査を行う場合，屈折検査については3歳半未満では偽陽性が多い．
（文献2を参考に作成）

り，こちらは視能訓練士（国家資格）が個人的に持っていることが多いようです．検査は暗室で行ったほうが，反射光がわかりやすくなります．あまり近づかないでできる検査なので，嫌がられずに実施できます．

この検査は中間透光体（角膜，水晶体，硝子体）と眼底の重症疾患，ときに左右の屈折度数に大きな差がある場合のスクリーニングに役立ちます．

検査の判定は，両眼から同じ大きさの明るい反射（黄色～赤色）が観察できれば正常です．左右眼どちらかの反射が暗かったり，眼底からの反射が観察できなければ早急に眼科受診が必要です．

眼位検査（検査方法の詳細は，第1章p.14～17を参照してください）

検査の順番にルールはありませんが，近づくと嫌がられるので離れてできる検査から行うほうがよいでしょう．筆者は次のような順番で行っています．

①おもちゃ（音が出ないキラキラするおもちゃが最適）を見せながら片方の眼を隠して，片眼固視ができているか，斜視はないか，嫌悪反射はないか，を確認します．

②そしておもちゃを動かして追視ができているか，眼球運動に異常はないか，と片眼ずつ確認します．

③Red reflex法を行います．

④最後にペンライトを使って，角膜反射法により眼位を再確認しながら，外眼部異常と瞳孔をチェックします．

その後に可能であれば，眼科では細隙灯による診察を行います．通常診察時に使う細隙灯は検査装置に顔を乗せてもらう必要があり，4歳くらいから可能となります．通常の細隙灯による診察ができない場合は，手持ち細隙灯を使うこともあります．

フォトスクリーナーは，嫌がられずに，また視能訓練士などのスタッフができる検査なので最初に行ってもよいでしょう．

3 異常所見と原因疾患

表2-3に，健診で遭遇することのある異常所見と，その原因疾患を示します．

これらの原因疾患の診断をつけるのは眼科の仕事になります．

小児科では，異常所見をとることのほうが重要ですので，原因疾患については病態説明が必要と思われるものだけ下記に概要を述べています．先天白内障(p.65)，小児緑内障(p.66)については第3章をそれぞれ参照してください．

表2-3　異常所見と原因疾患

異常所見	考えられる原因疾患
白色瞳孔	網膜芽細胞腫，網膜硝子体疾患，眼内炎
羞明，流涙，充血	小児緑内障，前眼部形成異常，睫毛内反，眼内炎，先天無虹彩
角膜混濁	小児緑内障，前眼部形成異常，角膜疾患，全身の代謝異常
眼球・角膜の大きさ(直径)，左右差	小児緑内障(大きい)，小眼球・小角膜(小さい)
眼瞼の異常	眼瞼下垂，眼瞼欠損，小眼球
瞳孔の形の異常	先天無虹彩，前眼部形成異常，瞳孔膜遺残，虹彩コロボーマ
瞳孔領白濁	先天白内障

(文献2, 3を参考に作成)

網膜芽細胞腫

眼球内に発生する小児の悪性腫瘍で，遺伝性の場合があります．白色瞳孔に保護者が気づくことがあります．

瞳孔膜遺残

出生時には通常消失している瞳孔領の膜状物が完全には消失せず，索状に残っている状態です．軽度のものはよく見かけます．

前眼部形成異常

角膜，虹彩の発生段階の形成不全であり，角膜混濁，緑内障を起こします．

先天無虹彩

先天的に虹彩が欠損している状態で，さまざまな眼合併症を伴います．遺伝性が3分の2程度であり，ときに腎臓の腫瘍や泌尿器生殖器異常，知的能力障害を伴うことがあります．

虹彩コロボーマ

虹彩の下側が欠けている状態です．眼球は脳から眼胞が伸びてきて形成されますが，腹側にできる切り込み部分から血管が入り，最終的には切り込みが閉じます．切り込みが閉じなかった状態がコロボーマ（欠損）で，眼球内の網膜，脈絡膜，視神経乳頭が欠けていることもあります．多発奇形を起こすCHARGE症候群では主症状の1つとしてコロボーマが起きます．

なお，視診で見てわかる異常所見はほぼ出現しないため，**表2-3**には掲載していませんが，家族性滲出性硝子体網膜症と未熟児網膜症も，家族歴から疑われた場合，また出生時の状況によって，眼底検査の必要性を判断します．

家族性滲出性硝子体網膜症
（familial exudative vitreoretinopathy：FEVR）

小児に網膜剥離を起こす遺伝性疾患ですが，遺伝形式は多様で孤発例も多くあり，また発症していても自覚症状がないことがあります．網膜血管の成長不全によって起こる疾患ですので，病態は未熟児網膜症に似ています．

未熟児網膜症

主なハイリスク児は，在胎週数34週以下，出生体重1,800g以下，高濃度酸素投与を受けた早産児です．網膜血管は胎生14週に視神経乳頭部分から発生し，在胎36週頃に周辺部に到達して完成します．そのため未熟児で生まれると網膜血管のある部分とない部分が存在し，無血管領域からVEGF（vascular endothelial growth factor，血管内皮細胞増殖因子）が分泌されることにより，病的新生血管が生じることが病気の本態です．経過を追って必要時に治療するため，市中の一般眼科開業医で診ていることはあまりありません．

その他にも，眼科領域の合併症が出る全身疾患や症候群の種類は多くあるのですが，実際に診察する機会は少ないと思われるため本書では詳述せず他の成書に譲ります．

4 こんな場合は早急に眼科へ紹介を

表2-4のような所見がある場合は，早急に眼科への紹介が必要です．法定健診の場合は，自治体と契約している眼科への依頼票が保護者に渡されます．

特に**表2-3**（p.27）の異常所見のうち，流涙や充血であれば，一般眼科開業医で治療可能な疾患のこともありうるのですが，それ以外の場合は，重

表2-4　早急に眼科への紹介が必要な所見

- 先天素因がある
- **表2-3**（p.27）に示した異常所見がある
- Red reflex法で反射光が観察できない
- 固視不良
- 斜視
- 眼振
- 異常眼球運動
- 強い嫌悪反射

症疾患の可能性が高く，精査やその後の加療のことを考えると，最初から小児専門の眼科を紹介していただくほうがよいでしょう．

また屈折異常は，その他に異常がなければ一般眼科開業医でも診療できますが，乳幼児期の屈折異常は，可能であれば小児専門の眼科への紹介が望ましいでしょう．

フォトスクリーナーで異常が検出された場合

フォトスクリーナーを使用していて，機嫌よくうまく測定できたはずなのにスクリーニングが完了しない，斜視が2回検出される，などの結果が出た場合には重症疾患の可能性がありますので，こちらも小児専門の眼科への紹介が必要です．

3歳半未満にこの機器で屈折検査を行った場合は偽陽性が多いとされています．どのように使っていくかは，紹介先の眼科医とも相談するのがよいかと思われます．

参考文献

1）日本眼科医会：3歳児健診における視覚検査マニュアル～屈折検査の導入に向けて～，日本小児眼科学会・日本弱視斜視学会・日本視能訓練士協会 監修，2021.（https://www.gankaikai.or.jp/school-health/2021_sansaijimanual.pdf）

2）日本眼科医会：園医のための眼科健診マニュアル，2019.（https://www.gankaikai.or.jp/school-health/20191015_eni_manual.pdf）

3）標準的な乳幼児健診に関する調査検討委員会：改訂版乳幼児健康診査 身体診察マニュアル，2021.（https://www.ncchd.go.jp/center/activity/kokoro_jigyo/shinsatsu_manual.pdf）

第 3 章

よくみる眼症状・眼疾患

第3章 よくみる眼症状・眼疾患

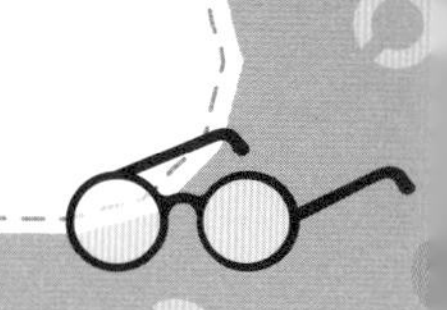

本章では小児プライマリ・ケアで遭遇する可能性のある眼症状・眼疾患をとりあげています．必要に応じて眼科への受診をすすめるタイミングを記載しています．

1 感染性結膜炎

1 細菌性結膜炎

原因，症状，診断

細菌感染による結膜炎であり，黄緑がかった膿性眼脂（図3-1）と結膜の

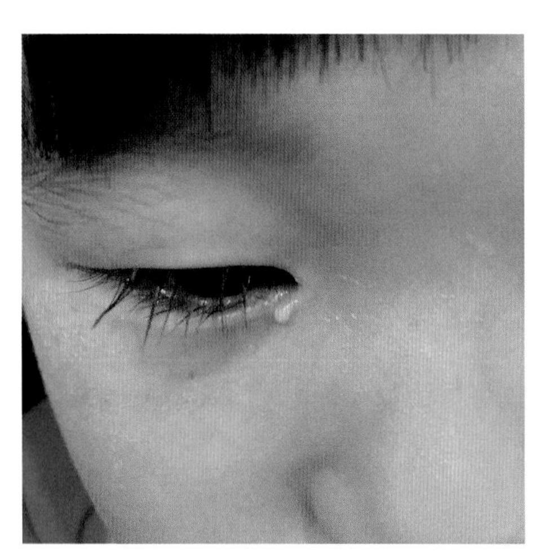

図3-1　細菌性結膜炎の膿性眼脂
目頭の皮膚に黄緑色の膿性眼脂が付着している．

充血の症状が出ます．小児は風邪に伴うことが多く（鼻を触った手から感染するとされている），典型例は肉眼でも診断は容易です．眼脂培養によって原因菌が同定できるのは半数くらいともいわれているので，全症例に培養検査は行いません．再発例や治療抵抗例，重症例には培養検査を行います．

治療

幼少期の細菌性結膜炎の原因菌は，インフルエンザ菌と肺炎球菌がほとんどですので，セフェム系またはニューキノロン系の抗菌点眼薬が効きます．

処方例　下記いずれかの薬剤を１本処方

セフメノキシム塩酸塩点眼液（ベストロン®点眼液0.5％）　1回1滴，1日3～4回

または

オフロキサシン点眼液（タリビッド®点眼液0.3％など）　1回1滴，1日3～4回

または

レボフロキサシン水和物点眼液（クラビット®点眼液0.5％など）　1回1滴，1日3～4回

抗菌点眼薬を３日使っても効果がなければ，重症例または耐性菌感染（アトピー性皮膚炎があると耐性菌感染のことがある），あるいは感染症ではない可能性があり，眼科への紹介をおすすめします．

眼脂が多い重症例は，ときに淋菌感染のことがあり，角膜穿孔の可能性もあります．多量の膿性クリーム状眼脂がみられる場合は，最初から眼科と小児科がある病院クラスの施設を紹介するほうがよいでしょう（p.39「新生児結膜炎」として後述）．可能であれば眼脂の塗沫検査（グラム染色，簡易ギムザ染色），培養を行ってからの眼科紹介があると助かります．

保護者への説明

- 「風邪と一緒に起きることが多い結膜炎です．抗菌点眼薬が効きます．薬を使わなくても60％程度は自然に治るといわれていますので[1]，目薬が上手くさせなくてもそれほど心配しなくて大丈夫です」

- 「人にうつる結膜炎ではないので，学校や保育所・幼稚園を休む必要はありません」

2 ウイルス性結膜炎

原因，症状（表3-1）

ウイルスによる結膜炎は，ほとんどがアデノウイルスによる流行性角結膜炎（俗称「はやり目」）と咽頭結膜熱（俗称「プール熱」）です．

症状は，結膜の充血と漿液性眼脂（図3-2）が特徴的です．漿液性眼脂は

表3-1　ウイルス性結膜炎

疾患名	原因ウイルス	潜伏期間	病期	出席停止期間（学校保健安全法による）
流行性角結膜炎	アデノウイルス	約7日	2～3週間	医師が感染のおそれがないと診断するまで
咽頭結膜熱	アデノウイルス	約7日	1週間	主症状が消退した後2日を経過するまで
急性出血性結膜炎	エンテロウイルス コクサッキーウイルス	24時間程度	数日	医師が感染のおそれがないと診断するまで

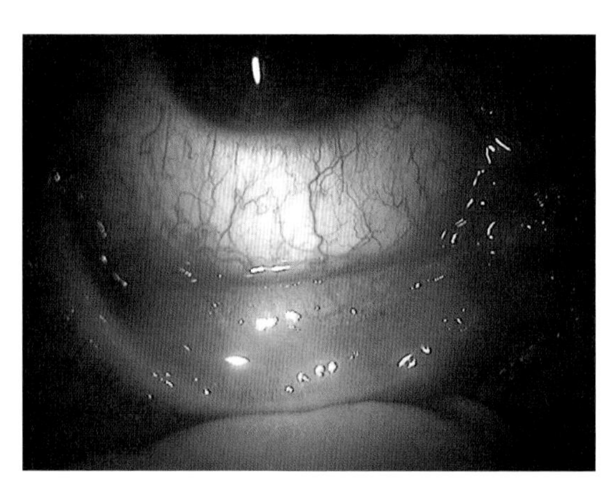

図3-2　漿液性眼脂
アレルギー性結膜炎に見られた結膜充血と漿液性眼脂．眼脂は涙のように見えている．

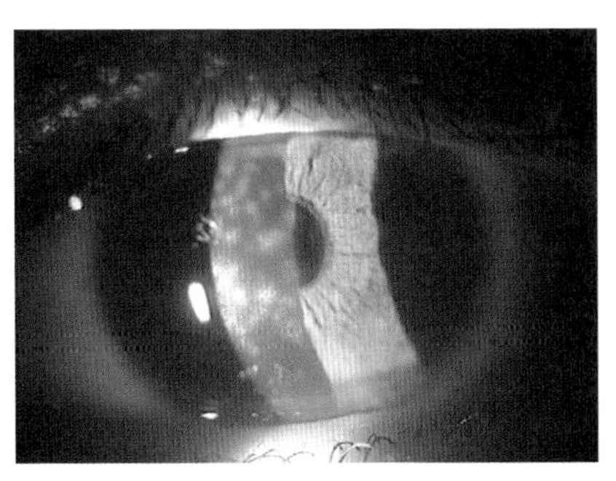

図3-3　流行性角結膜炎の角膜混濁
スリット光の中に，多数の白い混濁が見えている．

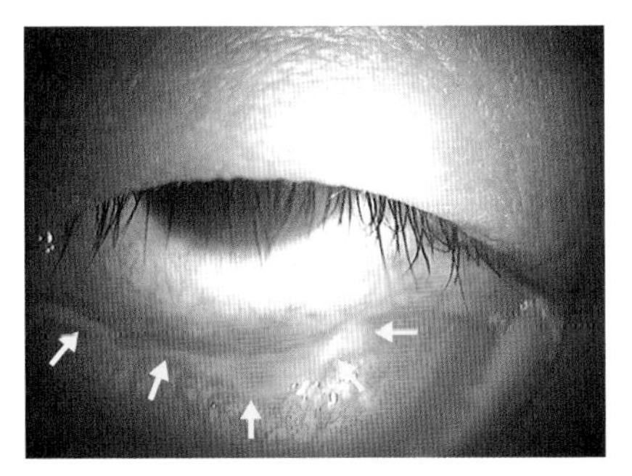

図3-4　流行性角結膜炎の結膜偽膜
下眼瞼結膜に白い眼脂のように偽膜が見えている（矢印部分）．綿棒などで触ると動かないことより，偽膜とわかる．

涙目のようになるため，これが「目やに」であることを保護者が認識していないこともよくあります．眼瞼が腫れるので「ものもらいです」と受診してくることもあるため，漿液性眼脂を伴って眼が充血している場合には，まずアデノウイルスによるうつりやすい結膜炎ではないかと疑ったほうがよいでしょう．

流行性角結膜炎は，眼症状のみが出現しますが，重症化して長引くことも多く，角膜混濁（**図3-3**）や結膜偽膜（**図3-4**）のような合併症が出てしまうことがあります．病名に「角」とついているのは，角膜病変がみられることもあるためです．

咽頭結膜熱は，その名のとおり咽頭炎，結膜炎，発熱，ときに腹痛や下痢の症状が出ます．すべての症状がそろうことは珍しいのですが，眼外症状が出ることで小児科を最初に受診することが多く，結膜炎症状も軽めなので，眼科受診をすることはそれほど多くない印象です．

急性出血性結膜炎は，結膜の充血と漿液性眼脂に加えて，70～90％の症例で結膜下出血（p.58）が起こります．

診断

上述したような結膜炎症状があり，耳前リンパ節腫脹，ウイルスの迅速抗原検査キットが陽性，という典型例はアデノウイルスによるものであると診断容易ですが，リンパ節は腫れないこともあり，結膜炎の場合はウイルス検査キットの感度は80％程度にとどまります．発症３日後からキットの検出率が低下することもあり，キットが陰性であるから大丈夫と言い切れないのが悩ましいところです．

流行性角結膜炎の診断

角膜混濁と結膜偽膜は，流行性角結膜炎に特徴的な所見ですが，全例には出ない上，眼科以外の診療科（肉眼のみでの診察）では見つけにくいかもしれません．この２症状は，咽頭結膜熱では出現しません．

結膜偽膜は，クラミジアによる新生児結膜炎（p.39）でみられることがあります．一方，成人のクラミジア結膜炎では結膜偽膜は出現しないので，もし成人の結膜炎で結膜偽膜をみたら，それはウイルスによる流行性角結膜炎です．

角膜混濁は，ウイルス抗原に対する遅延型過敏反応であり，発症７日目あたりから出ることがあります．

流行性角結膜炎は，眼科でも診断に悩むときがあり，経過を追っているうちに診断がつく症例が一定数いると思っていただいたほうがよいでしょう．そのため漿液性眼脂を伴う眼の充血は，感染性があると考えて対処してください．

治療

- アデノウイルスに効果的な点眼薬はいまのところありませんので，感染予防のための抗菌点眼薬と重症化予防のためにステロイド点眼薬を処方することが，わが国の眼科ではよく行われています．ただ抗菌薬は最小限の使用にとどめるべきですので，広範囲の角膜上皮びらんなどの感染しやすい状況になっていたり，感染徴候が出てからの投与でもよいと思われます．海外ではウイルス性結膜炎に対して抗菌点眼薬の予防的投与は行いません．
- 咽頭結膜熱は，結膜炎症状が軽いこともあり，点眼薬なしで経過をみてもよいでしょう．

- 流行性角結膜炎の角膜混濁や結膜偽膜は，ステロイド点眼薬で治療しますが，これは眼科で対応したほうがよいと思われますので，この2症状のいずれかをみた場合は眼科への受診をすすめてください．なぜなら，この2症状の診断自体が眼科診察を受けないとわかりにくいと思われること，ステロイド点眼薬は小児の場合には眼圧上昇の副作用が出やすいこと，またときに流行性角結膜炎様の症状を呈する単純ヘルペスウイルスによる結膜炎（後述）の場合にはステロイド点眼薬によって悪化するからです．角膜混濁は，ときに長期にわたって出ることもあり，成人では見えにくさの訴え，乳幼児では弱視の原因となることがあり[2)]，対応に苦労することがあります．結膜偽膜は炎症によるものであり，はがしたほうがよいのですが結構痛みを伴います．
- 診断に悩む漿液性眼脂は，アレルギー性結膜炎と考えて抗ヒスタミン点眼薬を使用し，もし悪化したらウイルス性結膜炎あるいは重症アレルギー性結膜炎と考えるのも1つの方法です．その場合，どちらもステロイド点眼薬が必要なことがあるので，悪化がみられた時点で眼科への受診をすすめてください．ウイルス性と診断した場合，重症化していなければ薬は不要なのですが，保護者が不安に思われる場合には，抗ヒスタミン点眼薬を処方してよいでしょう．
- 万が一，自施設内でウイルス性結膜炎が流行してしまった場合，眼科向けではありますが日本眼科学会のホームページにアデノウイルス結膜炎院内感染対策ガイドラインが掲載されていますので参照してください[3)]．

単純ヘルペスウイルスによる結膜炎の治療

単純ヘルペスウイルスによる結膜炎は，皮膚に特徴あるくぼみ（delle）（**図3-5**）をもつ水疱を伴います．ただし皮膚病変は数日で消えてしまいますし，成人のウイルス再活性化による結膜炎の場合には皮疹を伴わないこともあります．ヘルペスによる結膜炎は濾胞性結膜炎で，耳前リンパ節が腫れることもあり，流行性角結膜炎のような症状を呈します．流行性角結膜炎と診断されているうちの5％くらいが単純ヘルペスウイルスの初感染ともいわれていますが，前述したようにヘルペス感染の場合はステロイド点

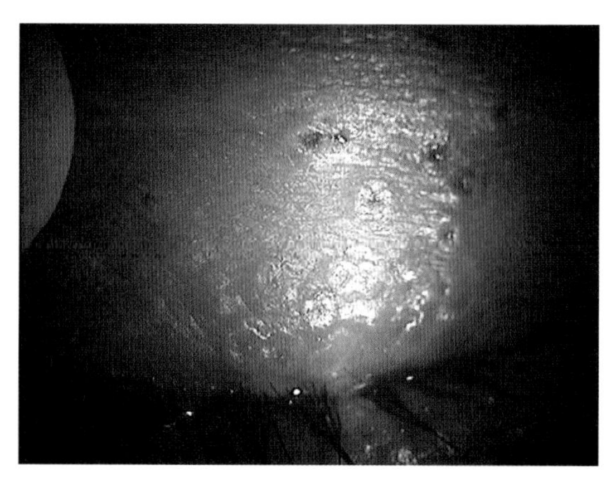

図3-5　単純ヘルペスウイルスによる結膜炎の皮膚病変
くぼみのある皮疹が多数見えている．一部は痂皮化している．

眼薬によって悪化するため，注意が必要です．治療は，アシクロビル眼軟膏（ゾビラックス®眼軟膏3%）の1日5回点入と，混合感染予防の抗菌点眼薬を使います．数日で軽快しない場合は，眼科を受診してもらってください．なお，ヘルペスによる結膜炎では角膜混濁や結膜偽膜はみられません．

保護者への説明

• 診断がついているとき

「ウイルス感染による結膜炎であるため，うつりやすいので，学校や保育所・幼稚園は休む必要があります．登校・登園できるようになる時期は医師の判断によります」

（流行性角結膜炎の場合，上記に加えて）「咽頭結膜熱による結膜炎は軽くて済みますが，流行性角結膜炎は重症化することがあるので，眼科を受診してください」

• 診断に悩むとき

「眼の充血は，ウイルスによるうつりやすい結膜炎と，うつらないアレルギーによる結膜炎との区別が難しいことがあります．ウイルスに効く目薬はなく，重症になると効果が強めの目薬が必要になることもあります．今日処方する抗ヒスタミン作用（アレルギー症状を抑える作用）のある目薬は，軽いアレルギーには効きますが，ウイルスによる結膜炎や，強いアレルギーによる結膜炎には効果がありません．強い炎症が出る場合には眼科を受診したほうがよいので，この目薬が数日で効かなければ，眼科を受診してください」

- **家での注意事項**

「結膜炎は，涙や目ヤニを触った手からうつっていきますので，他の感染症と同様に手洗いが大事になります．子どもたちに眼を触るな，というのは難しいので，家族全員でしっかり手を洗ってください．お子さんの涙や目ヤニを拭くときはティッシュペーパーなど（使い捨てできるもの）を使って，一度使ったら捨てるようにしましょう．他の人が触らないようにビニール袋などに入れて捨ててください」

3 新生児結膜炎

通常の細菌やウイルス感染とは異なる対処方法が必要な感染性結膜炎としては，新生児結膜炎と呼ばれる産道感染によるものがあります．これは淋菌またはクラミジアの感染によるもので，どちらも全身投与が必要になるため，治療は眼科よりも新生児を診ている小児科主体になります．

淋菌による結膜炎は，産道感染の場合，生後1週間以内に発症します．新生児以降に感染者との濃厚接触や，ときに性的虐待で発症することもあります．多量の膿性クリーム状眼脂（あふれるように出てくるくらい大量です），眼瞼腫脹，結膜浮腫，結膜充血がみられます．結膜炎の中では重症例であり，角膜穿孔することもあるため「失明する唯一の結膜炎」といわれることがあります．眼脂の塗抹標本でグラム陰性双球菌を確認し，培養で淋菌の同定を行います．ほとんどがキノロン系抗菌薬に耐性を示すため，セフメノキシム塩酸塩点眼液（ベストロン®点眼液0.5％），あるいはセフトリアキソンナトリウム水和物（ロセフィン®点滴静注用など）を0.5～1.0％に自家調整した点眼薬と，セフトリアキソンナトリウム水和物（ロセフィン®静注用など）またはセフォタキシムナトリウム（クラフォラン®注射用など）の全身投与が必要となります．

クラミジアによる結膜炎は，産道感染の場合，生後1週間前後で発症します．症状は軽症から重症までさまざまで，ビロード状の結膜充血，ときに結膜偽膜が形成されます．結膜組織が未成熟のため，成人のクラミジア結膜炎に特徴的な巨大濾胞はみられません．眼脂の塗抹標本で，封入体の検出ができれば診断がつきます．PCR検査による眼脂中のクラミジア検出も可能ですが，保険適用はありません．成人のクラミジア結膜炎は局所療法でも治癒することがありますが，新生児は鼻咽頭感染が併発しやすいため，エリスロマイシンエチルコハク酸エステル（エリスロシン®ドライシロップ），もしくはアジスロマイシン水和物（ジスロマック®点滴静注用）の点滴も必要となります．点眼薬はニューキノロン系抗菌点眼薬（クラビット®点眼薬，タリビッド®点眼薬）を1時間ごと，あるいはオフロキサシン眼軟膏（タリビッド®眼軟膏など）またはエリスロマイシン・コリスチン眼軟膏（エコリシン®眼軟膏）を1日5回使用します．

以前は新生児全例に対して出生直後に抗菌薬を点眼していましたが，広く使われていたエコリシン®の点眼液が2016年に販売中止となり，現在，新生児結膜炎に対する対応は施設によって異なります．販売されているエコリシン®眼軟膏に切り替えたとしても，淋菌は耐性菌が多く，またクラミジアには予防効果がありません．母体スクリーニングで感染がある場合に，出生時の眼脂培養を行い，治療を検討する施設が多いようです．

4 眼脂があっても結膜炎ではないことも

後述する睫毛内反（p.59）や先天鼻涙管閉塞（p.52）の場合，基本症状は感染性のない涙目なのですが，ときに細菌感染を起こします．膿性眼脂となっていれば抗菌点眼薬を短期間使用しますが，涙目だけであれば抗菌薬は不要です．また細菌性結膜炎として治療していても，再発が多い場合は，これらの疾患の可能性を考える必要があり，眼科受診をすすめてください．

結膜炎ではありませんが，コンタクトレンズ使用中に角膜が緑膿菌に感染すると，重症化して穿孔することもあります．コンタクトレンズを使っているときの結膜充血は要注意です．角膜に白色病変を認めた場合には感

目ヤニって何？

脱落した角膜や結膜の上皮は，涙の中の粘液成分であるムチンに絡みとられて「目ヤニ」，つまり眼脂となります．眼脂はまばたきにより涙で流されていくため，通常は就寝中にまばたきをしないことから起床時にみられるくらいですが，眼表面に炎症があると，炎症細胞や病原体も含まれる眼脂が増えます．ドライアイ治療に使われる点眼薬にはムチンを増やすものがあり，眼脂が副作用とされています．「目ヤニは鼻水の逆流だから，点眼薬は不要」とおっしゃるドクターに出会い面食らったことがあります．風邪症状のときには，鼻閉のために涙が涙点から鼻のほうに流れていかず，眼表面が涙っぽくなりますが，結膜炎症状による眼脂は，鼻汁そのものではありません．細菌性結膜炎で目ヤニが出ている場合，加療せずに治ることもありますが，治らない場合はやはり抗菌点眼薬は必要です．

染が考えられますので，至急，眼科受診が必要です．

2 アレルギー疾患

原因，症状

アレルギー性結膜炎は，原因となるアレルゲン（抗原）が眼表面に入って起こります．広く知られているのがスギ花粉ですが，その他の花粉やハウスダスト，ダニも原因としてよく知られています．

眼のかゆみ，充血，眼脂，異物感，流涙が主な症状ですが，乳幼児の場合は，かゆみを訴えることができずに眼をこする，まばたきが多い，眼をしかめるといった様子がみられます．眼をこすっていればかゆそうにみえるのですが，まばたきや眼をしかめる状態は，ときにチックと思われていることがあります．

乳児の結膜炎は細菌性が多いのですが，1歳未満でもアレルギー性結膜炎であることがあります．

かゆみの訴えがあっても眼表面はほとんど正常のようにみえる場合もあ

りますし，軽い充血，流涙，ときに流行性角結膜炎と鑑別がつかないような強い充血，眼脂まで，症状の程度はさまざまです．眼脂は漿液性眼脂のことも，白い粘性眼脂のこともあり，「この他覚所見があればアレルギー性結膜炎である」と決め手になるようなものがありません．

診断

毎年のスギ花粉症の時期に症状が出るようであれば診断は比較的容易ですが，スギ花粉の飛散シーズン中に流行性角結膜炎になることもあり，鑑別に悩むことがあります．

アレルギー性結膜炎なのか，感染性のあるうつりやすいウイルス性結膜炎なのか診断する際に，眼脂の塗抹検査も役立ちます．結膜を擦過した標本に1つでも好酸球が見えれば陽性と判定する方法による調査報告では，季節性のアレルギー性結膜炎の陽性率は20％と低いので[4)]，好酸球を探すよりも，リンパ球優位（ウイルス感染）なのか，好中球優位（アレルギーまたは細菌感染）なのかを判定するだけで，感染性の有無がわかります．ちなみに単純ヘルペスによる結膜炎では，好中球とリンパ球は同程度の出現となります．

塗抹検査のための眼脂の採取は，皮膚側に膿性眼脂が**図3-1**（p.32）のように見えていれば採取は簡単なのですが，**図3-2**（p.34）の涙のような漿液性眼脂の場合には，患児が怖がって取らせてくれないこともあるかと思います．その場合は前述（p.37）したように，まず抗ヒスタミン点眼薬を使用し，悪化したらウイルス性あるいは重症アレルギーと考えるのも1つの方法です．

ろ紙に涙を吸わせて涙液中のIgEを調べることにより，アレルギー性結膜炎の診断を行う検査キットのアレルウォッチ®涙液IgEも診断に役立ちます．下眼瞼の結膜嚢にストリップの端を入れるので怖がる子もいますが，怖がって泣いてくれると眼外にも涙があふれるので採取しやすくなります．ただし，アレルギー性結膜炎とウイルス性結膜炎は同時に発症することもあるので，この検査結果が陽性であっても「うつらない結膜炎です」と言い切れないことがあります．筆者の場合は，アレルギー性結膜炎の臨床診断に保護者が納得いかないときに，この検査結果を役立てています．

この検査キットでは，アレルギーの原因はわかりません．アレルゲン検索に血液検査を行うこともありますが，涙液中にIgEが検出され，アレルギー性結膜炎と診断がついていても，採血において特異的も非特異的もIgEが検出されないことはあります．

治療

アレルギー性結膜炎の治療の基本は点眼薬です．よく使われるのは，抗ヒスタミン作用とメディエーター遊離抑制作用の双方を有するエピナスチン塩酸塩（アレジオン®点眼液，アレジオン®LX点眼液など），オロパタジン塩酸塩（パタノール®点眼液など），ケトチフェンフマル酸塩（ザジテン®点眼液など）ですが，ザジテン®はしみる刺激感があるため小児には嫌がられることがあり，また接触皮膚炎の報告が多い点眼薬でもあります．

アレジオン®LX点眼液は，ここにあげた点眼薬のうち唯一，使用回数が1日2回で済むのですが（他は1日4回），濃度が濃いため，苦いという訴えが出ることがあります．

筆者は，下記の処方例に示すように，初めて使う患者にはまずアレジオン®のどちらか，またはオロパタジン塩酸塩点眼液を使ってもらい，様子をみてから使いやすいほうを選ぶようにしています．

処方例　下記いずれかの薬剤を処方

エピナスチン塩酸塩点眼液0.05％（アレジオン®点眼液0.05％など）　1回1滴，1日4回

または

エピナスチン塩酸塩点眼液0.1％（アレジオン®LX点眼液0.1％）　1回1滴，1日2回

または

オロパタジン塩酸塩点眼液（パタノール®点眼液0.1％など）　1回1滴，1日4回

花粉の飛散日より2週間前，あるいは症状が少し現れた時点で治療を開始すると，症状が軽くなる，症状のある期間が短くなるという初期療法は，

点眼薬でも同様の効果があります．

通常の抗アレルギー点眼薬でコントロールできない場合は眼科受診を

ステロイド点眼薬は，アレルギー性結膜炎のかゆみにとても効果がありますが，眼圧上昇の副作用が出るため（p.76），眼科以外で小児に処方するのはおすすめできません．

アレルギー性結膜疾患の中には，春季カタルのような特殊なタイプのものがあり，こちらは免疫抑制薬の点眼が治療の主体となります．春季カタルは結膜に増殖性変化がみられるアレルギー性結膜炎で，学童期の男児に多く，通常のアレルギー性結膜炎の症状に加えて角膜病変が出ると，視力が低下することもあります．上眼瞼結膜の石垣状乳頭が，肉眼でも見えることがありますが，角膜輪部に病変の主体があるタイプは，眼科でも診断がついていないことがあります．小児科で診断をつけようとするより，通常の抗ヒスタミン点眼薬に反応しない重症アレルギーの中に，春季カタルのような特殊型があると思っていただいたほうがよいと思います．

アトピー性皮膚炎がある場合，全員にアレルギー性結膜炎は合併しませんが，ときに重症化したり，白内障，網膜剥離の合併症も起こります．

要は通常使う抗アレルギー点眼薬でコントロールできない症例は，眼科に任せたほうがよいということになりますので，上記のような場合は眼科への受診をすすめてください．

保護者への説明―花粉症を想定して

- 「花粉症のように症状が出る時期が決まっているアレルギーの場合は，シーズン中はもちろん，花粉が本格的に飛び始めるより前に治療を始めたほうが，症状が軽くなったり，症状のある期間が短くなったりするので効果的です．1月末あるいは症状が少し出始めた頃から薬を使ってください．アレルギーの症状がまだ出始めていないときでも，薬を処方することはできます．もし前年の薬が余っていて，未開封かつ使用期限内であれば使っても大丈夫です」
- 「ステロイドの目薬は眼のかゆみなどによく効きますが，子どもには副作用が出やすいため，できる限りステロイドは使わずに，他の種類の目薬（抗ヒスタミン作用というかゆみなどを抑える効果のある目薬）を使って，花粉症シーズンを乗り切りたいところです．目薬は1日に使う回数が決まっています．1日に何度使っても効果は変わらず，逆に副作用が出ることもありますので，決められた回数以上は使い過ぎないように気をつけてください」

- 「眼の周りを冷やすのも，ある程度効果がありますので試してみてください．保冷剤をタオルなどで包んで5分ほど眼の周りを冷やしたり，市販の人工涙液を冷やしておいて点眼してください．口や鼻から入ってくる花粉を防ぐためにマスクをするのと同じように，眼に対しては花粉用のメガネやゴーグルをするのも防御効果があります」

眼は洗ったほうがよい？

眼に何らかの液体（洗剤や薬品などの化学物質，油など）が入ったときは，眼を洗う必要がありますが（後述の「化学外傷」p.57），ふだんの日常生活において眼を洗う必要はありません．眼を洗うと，眼表面を守っている涙液，ムチン，油分を洗い流してしまうことになります．水道水で洗眼すると消毒用の塩素によって傷ができることもあります．防腐剤（眼表面に傷をつくる可能性がある）が入っていない人工涙液であっても，頻回に点眼すると洗眼しているのと同様の効果が出てしまうことがあり，乾いているからといって点眼することでさらに乾燥感が出てしまうこともあるくらいです．健康法として洗眼を好む人も多いのですが，歯と異なり，眼に関しては通常メンテナンスは不要です．

プールでの水泳時には，ゴーグル使用が推奨されています．ゴーグルをしていてもプールの水が眼に入ってしまったり，ゴーグルをしていなかった場合には，眼は水道水で軽くすすぐ程度がよいでしょう．水道水で充血しやすい場合は，可能であれば市販の人工涙液を洗い流すようにして使うことをおすすめします．

花粉症では人工涙液などで花粉を洗い流すとよいとされてきましたが，最近の研究では，スギ花粉は眼表面に入ってすぐにアレルギー反応を起こし始めるので，洗眼してもその効果は少ないかもしれないと報告されています[5]．

3 麦粒腫，霰粒腫

原因，症状，診断

いわゆる「ものもらい」です．後述する外科的処置が必要になった霰粒腫以外は，どの規模の眼科でも対応可能です．

内麦粒腫はマイボーム腺の感染，外麦粒腫はツァイス腺やモル腺の感染です．霰粒腫はマイボーム腺の脂質が周辺組織と異物反応を起こして肉芽を作ったもので，感染を起こすと痛みを伴う急性霰粒腫となります．いずれも感染の原因菌はブドウ球菌がほとんどです（**図3-6**，**表3-2**）．

内麦粒腫，外麦粒腫，急性霰粒腫を鑑別できなくても，眼瞼に限局性の圧痛があればこのどれかと考えてもらってまず間違いありません．

炎症のない霰粒腫は，可動性のないころころとした腫瘤として触れます．ただし，患者が「ものもらい」と言っていても異なることはあるので，触って確認する必要はあります．

アデノウイルスによる結膜炎（p.35）やヘルペス感染（p.37）のときにも，「ものもらい」と表現する患者がいます．

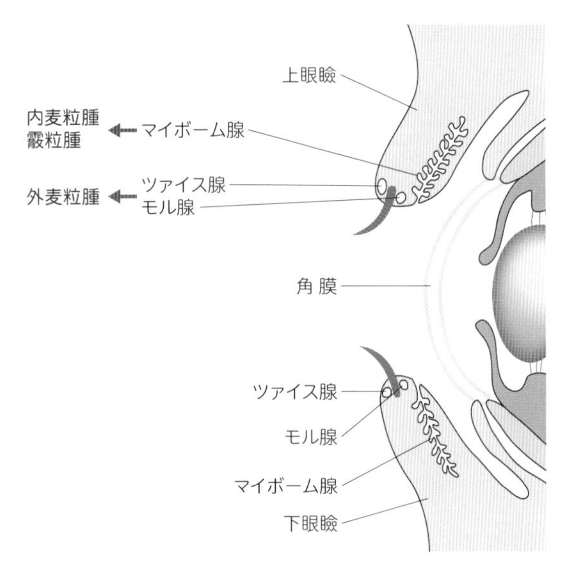

図3-6　眼瞼の分泌腺の分布と麦粒腫・霰粒腫の発症部位（眼瞼断面図）

表3-2　麦粒腫と霰粒腫の概要

分類	原因	発症部位	症状
内麦粒腫	主にブドウ球菌の感染，炎症	マイボーム腺	• 眼瞼の発赤，腫瘤 • 結膜の充血 • 圧痛あり
外麦粒腫	主にブドウ球菌の感染，炎症	ツァイス腺やモル腺	• 眼瞼の発赤，腫瘤 • 圧痛あり
霰粒腫	マイボーム腺から分泌された脂質が周辺組織と異物反応を起こしたもの（無菌）	マイボーム腺	• 眼瞼に可動性のないころころとした腫瘤 • 痛みなし
急性霰粒腫	上記の霰粒腫が感染（主にブドウ球菌），炎症を起こしたもの	マイボーム腺	• 眼瞼に可動性のないころころとした腫瘤 • 圧痛あり

治療

麦粒腫の治療

サンフォード感染症治療ガイド[6)]では，麦粒腫治療の第一選択は温湿布15分を1日4回とし，局所または全身性の抗菌薬投与の役割は不明としながら，第二選択に抗菌薬全身投与をあげています．わが国での治療は，次頁の処方例に示すように，ブドウ球菌に効果のある抗菌点眼薬〔セフメノキシム塩酸塩（ベストロン®），ニューキノロン系のアジスロマイシン水和物（アジマイシン®）〕，眼軟膏（タリビッド®），ときに炎症が強く蜂窩織炎（蜂巣炎）のおそれがある場合は内服薬も使います[7)]．

点眼薬，眼軟膏は痛みがなくなるまで使用し，通常は数日で効果が出ます．内服薬は3日使用し，その時点で症状改善が認められれば中止とします．

ものもらいの感染が抗菌薬で治療できないということは珍しいので，治療効果が出にくければ他の疾患の可能性があり，眼科に紹介したほうがよいでしょう．

霰粒腫の治療

炎症を起こした急性霰粒腫の場合は，麦粒腫と同様の治療を行ってくだ

処方例① 下記のいずれかを1本処方．点眼が難しそうな場合は眼軟膏を追加

セフメノキシム塩酸塩点眼液（ベストロン®点眼用0.5％） 1回1滴，1日4回

　または

アジスロマイシン水和物点眼液（アジマイシン®点眼液1％）

1回1滴，1日2回2日間，その後1日1回（痛みがなくなるまでの使用）

上記のいずれかに追加

オフロキサシン眼軟膏（タリビッド®眼軟膏0.3％など） 1回適量*，1日1〜3回点入

（＊：チューブから1cmの長さで出した量）

処方例② 炎症が強い場合は，内服薬を併用

セフメノキシム塩酸塩点眼液（ベストロン®点眼用0.5％） 1回1滴，1日4回

　または

アジスロマイシン水和物点眼液（アジマイシン®点眼液1％）

1回1滴，1日2回2日間，その後1日1回（痛みがなくなるまでの使用）

上記のいずれかに追加

オフロキサシン眼軟膏（タリビッド®眼軟膏0.3％など） 1回適量*，1日1〜3回点入

（＊：チューブから1cmの長さで出した量）

さらに，上記のいずれかに下記の内服薬を併用

セファレキシン（ケフレックス®，ラリキシン®など）

1回250mgを1日4回（6時間ごと）内服，3日間

※体重が20kg以下の場合は，

セファレキシン（セファレキシンドライシロップ小児用50％「日医工」）

体重kgあたり25〜50mg/日（力価），6時間ごと内服，3日間

さい．それでも治療効果が出にくい場合は眼科に紹介してください．

炎症がない場合の治療について，以下に述べます．

霰粒腫の治療については，切開するかしないか，またステロイド薬をどのように使うかは，成人の場合でも眼科医の意見が分かれることが多く，学会などでセッションが設けられるくらいです．そのため，小児の霰粒腫を眼科へ紹介した際には，ここに書かれている内容とは異なる対応もあると思ってください．

- まず，有茎状になった場合です．**図3-7**は成人ですが，小児によく起き，これは自然に取れるのを待って大丈夫です．
- 次に，発赤なく皮膚も正常な状態で，限局性のぐりぐりとしたしこりの場合ですが，この状態は薬が効きにくく，成人であれば切開して中身をかき出すことも行いますが，1年くらいでゆっくり吸収されることが多いので，小児は薬なしで様子をみたほうがよいでしょう．成人患者は切開するとしこりがすべてきれいに取れると思っていますが（排膿のようにイメージしているようです），肉芽という性格上，切開してもサイズが小さくなるにとどまることはよくあります．
- しこりがびまん性に広がっている場合，成人であればステロイド眼軟膏

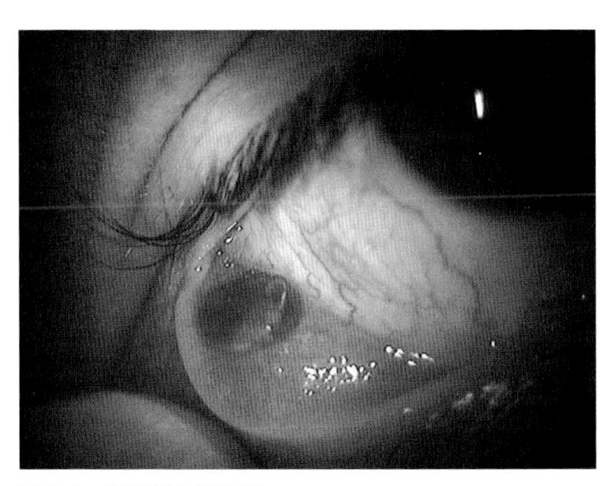

図3-7　有茎状の霰粒腫
下眼瞼にできた霰粒腫．まだ茎部分がしっかりとしていたが，そのうちに脱落した．

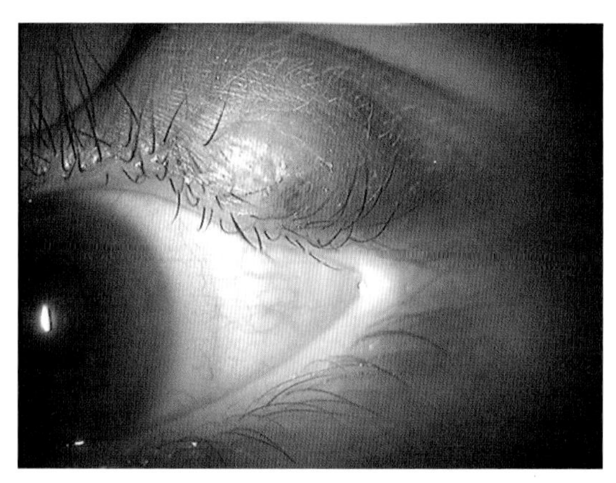

図3-8　皮膚に近いところにできた霰粒腫
自壊した部分が赤く見えている．本症例は成人であるため，これ以上の皮膚の変化は起きにくいが，子どもの場合は皮膚が薄くなっていくことが多い．

を使うこともありますが，小児ではステロイドをどう使うのか，副作用もあり悩むところです．このあたりも眼科医によって対応が分かれるようです．

- 限局性であったしこりが皮膚側に広がると（**図3-8**），小児は皮膚が薄いため，皮膚側が自壊することがよくあります．自壊する前に切開して中身を出したほうがきれいに治るのですが，どのように切開を行うのか，これまた施設によって分かれます．おおよそ10歳以上は成人と同様に局所麻酔で切開することができますが，霰粒腫の切開自体を行っていない眼科開業医もあります．日帰り全身麻酔で対応できるのは6歳以上であり，2～3歳くらいまでは無麻酔で切開，その間の年齢は笑気麻酔で切開，という考えで，積極的に小児の霰粒腫切開を行っている施設もありますが，少数派です．切開したほうがよいのか悩む場合は，まず近隣の眼科開業医に紹介し，その後の対処を任せてよいと思います．もし来院時すでに自壊していた場合は，可能なら中身を押し出し，オフロキサシン眼軟膏（タリビッド®眼軟膏0.3％など）を頻回塗布して（目安は皮膚が乾燥しない程度），治るのを待ってください．

保護者への説明

- **霰粒腫の切開について**

「瞼にあるしこりは，油分の分泌腺が詰まってできたものです．大人は切ることもありますが，お子さんの場合には切るのはなかなか大変ですし，薬を使わなくてもゆっくりと小さくなっていくことがほとんどですので，しばらく様子をみてください．しこりが膨らんで皮膚が薄くなってくると，破れてきれいに治らないことがあります．その可能性がある場合には眼科を紹介しますので受診してください．どのような治療をするのかは，受診した眼科医の判断にお任せしてよいでしょう」

- 保護者からよくある質問「“ものもらい”がうつるのではないかと心配です」への説明は，第5章（p.83）で解説しています．

子どもの眼の充血の診断は簡単か？

眼の充血がある場合，限局性の痛みがあれば「ものもらい」ですし，かゆみがあればアレルギー性結膜炎，目ヤニの訴えがあるなら細菌性かウイルス性の結膜炎，と考えていただいてまず間違いないと思われます．

眼脂のない充血は，数としてそれほど多くないとはいえ，ぶどう膜炎など眼内の炎症の可能性があります．眼内の炎症は成人であれば何らかの訴えが出るのですが，小児の場合は自覚症状が出ないこともあります．

他にあまりはっきりとした症状のない充血，それも球結膜の充血が長引く場合は，眼科を受診してもらったほうがよいでしょう．

球結膜だけでなく，眼瞼結膜まで充血していると，ほとんどが結膜炎です．

結膜充血が出る全身感染症は，インフルエンザ，麻疹，風疹，水痘，川崎病，デング熱，レプトスピラ症などがありますが，これらの原疾患の治療において充血に対する治療は必要ありません．

なお，コンタクトレンズを使用している場合の何らかの充血の症状は，コンタクトを処方した眼科で相談してもらってください．

④ 先天鼻涙管閉塞

原因，症状

涙は，目頭にある上下の涙点から鼻涙管のほうへと流れていきます．鼻涙管から鼻腔へとつながる開口部（図 3-9）は，胎生時には閉鎖していて出生時に開口しますが，生下時に新生児の10％ほどは閉じたままで生まれてきます．鼻涙管が閉塞していると細菌などによる感染を起こすことがあり，生下時より繰り返す涙目や眼脂の症状があり，抗菌点眼薬を使うと眼脂は減るが再発する，という症状を呈します．片眼がほとんどですが，両眼の開口部が閉鎖していることもあります．

診断

涙目の症状が出るのは，先天鼻涙管閉塞の他にも，風邪などによる鼻閉，アレルギー性結膜炎，睫毛内反，緑内障などがあり，鼻涙管が通水しているかで診断をつけます．

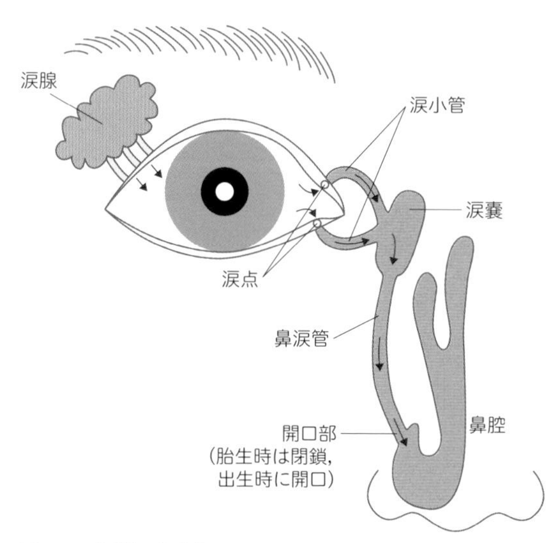

図 3-9　涙道の解剖図
涙は，上眼瞼耳側にある涙腺で作られ，眼表面を流れた後に，鼻側にある上下の涙点から鼻涙管に入っていく．

眼科では，涙洗針を用いて生理食塩水が流れるかどうかで判定します．涙洗針による検査は眼科以外では難しいと思われますが，蛍光色素（フルオレセイン）残留テストは，非侵襲的な検査ですので，フローレス®眼検査用試験紙があれば小児科でも可能でしょう．試験紙を何らかの点眼薬か生理食塩水で少し湿らせ，下眼瞼の結膜にそっと触れます．これで涙が蛍光色素で染色されますので，15分以内に眼表面から蛍光色素が消失すれば，鼻涙管は開通していると判定します．先天鼻涙管閉塞ガイドライン[8]に検査方法やわかりやすい写真が掲載されていますので参照してください．眼科では蛍光色素が見やすいように青色光の照明を使って診察していますが，通常の照明で診察しても，流涙があると染色された涙があふれている様子がわかります．

治療

先天鼻涙管閉塞では，生後1年までにほとんどが開通しますが，開通しない場合は，ブジーまたは涙道内視鏡で開通させる処置を行います．1歳を過ぎると処置を行うのに全身麻酔が必要になりますので，診断に迷う場合はまずは眼科受診を，そして診断がついていても今後の方針を決めるために遅くとも生後6か月までの眼科受診をおすすめします．

診断をつけるだけであれば，どの規模の眼科でも対応可能ですが，処置が必要な場合は，ブジーを行わない眼科もあるので，まずは問い合わせしていただくほうが確実です．

自然開通を待っている間は，涙嚢部のマッサージを保護者に行ってもらい，眼脂が多いときのみ抗菌薬の点眼を使います．涙嚢の内容物を鼻涙管下方に向かって押し込む加圧マッサージを1セット5～10回，1日2～4セット行います（**図3-10**）．マッサージは効果がないという報告もあり，先天鼻涙管閉塞診療ガイドライン[8]では弱い推奨にとどまりますが，家庭で行うことができ，費用もかからず弊害の報告もないため，保護者に行ってもらうことが通常です．

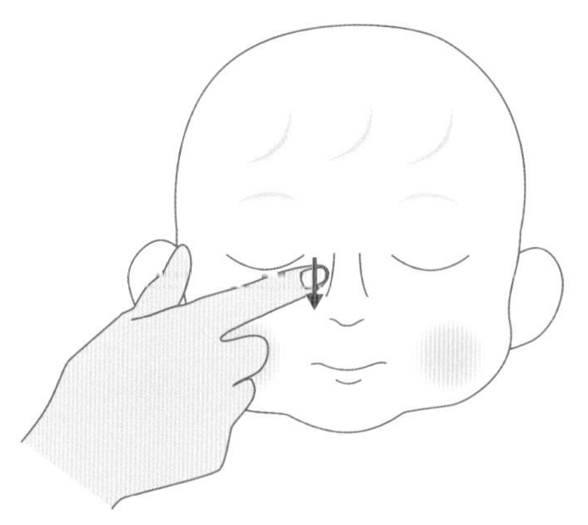

図3-10　涙嚢マッサージ
手を洗ってから，涙嚢部分に指を当てて，鼻涙管の下側（色矢印の方向）に向かって圧をかけてマッサージする．これを1セット5～10回，1日に2～4セット行う．このとき，涙嚢にたまっている涙や眼脂を逆向き（眼球方向）に押し戻してしまわないように注意する．
（文献8を参考に作成）

保護者への説明

「赤ちゃんの涙が鼻に流れていく場所が生まれつき閉じていることがあります．その場合，細菌感染を起こしたりして，涙目や目ヤニの症状が出ます．閉じている部分は自然に開通することも多いのですが，治療が必要な場合は，いつ治療するのかタイミングが大事になりますので，まずは眼科で診断を受けてください．生後6か月になるまでに受診されることをおすすめします．眼科受診までに時間があるようなら，目頭（涙嚢部）のマッサージを行ってみましょう」

5 異物

対処法

「眼に（何か）入った」と患児本人が言ってくれたり，砂遊び中に砂を浴びた，などと受診してきます（眼に液体が入った場合は後述の「化学外傷」p.57参照）．

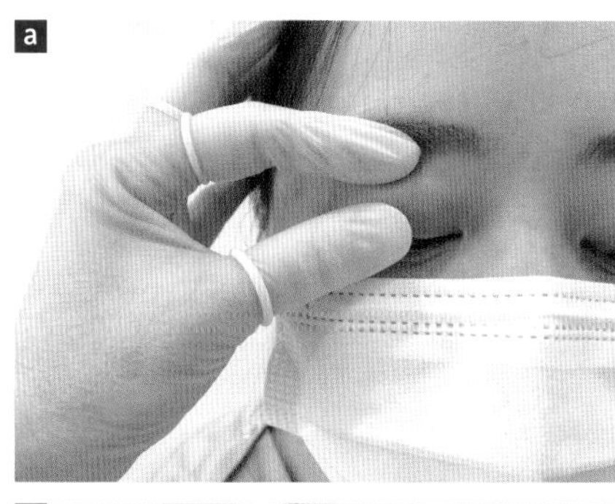

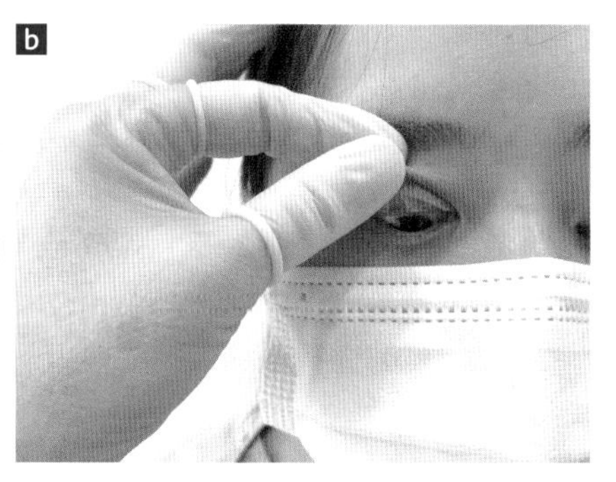

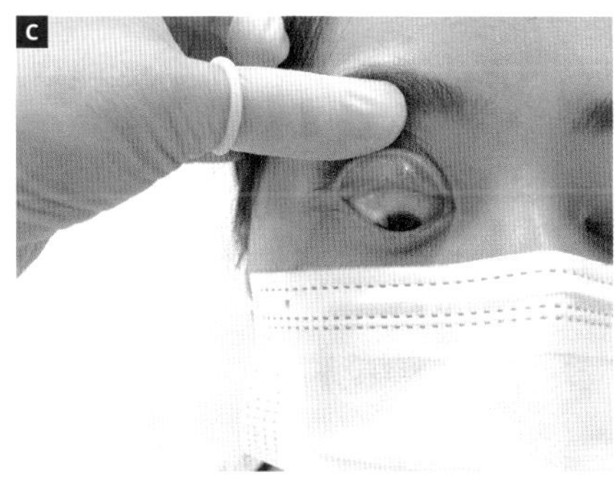

図3-11　上眼瞼の翻転方法（a→b→c）
親指は眼瞼を持ち上げ，人差し指は眼瞼を奥に押し込む感じで行っている．
眼瞼縁に平行に人差し指と親指を当て，眼瞼をひねるように翻転する．
可能であれば下を見てもらったほうが翻転しやすいが，子どもでは無理なことが多い．

異物が上眼瞼の裏にある場合は，眼瞼を翻転しないと取れません．眼瞼を翻転して（**図3-11**），異物が見えれば綿棒などでそっと触って取り除いてください．うまく取れない，あるいは異物があるのかわからなければ，眼科へ紹介してください．まずはどの規模の眼科でも対応可能です．

なお，成人の場合は，何らかの作業中に鉄片などが眼に入って角膜異物となることがありますが，子どもでは角膜異物はまれです．

保護者への説明

「眼に入ったものが見えるようであれば綿棒などでそっと取り除いてかまいませんが，どこにも見えない，入っているかわからないという場合は眼科を受診したほうがよいでしょう．入ったものが出ていってしまった後に，傷だけが残っていてもゴロゴロした感じは残るため，どこにあるのか一生懸命探すより，眼科で診てもらったほうが早く済みます．眼を洗ってもよいのですが，洗って出ていくようなゴミであれば通常の涙でも流れて出ていくことが多いと思われますので，洗っても出ていかなければまずは眼科を受診してください」

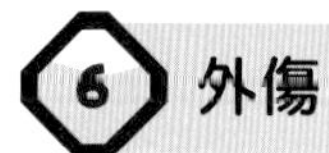

外傷

原因，症状，診断

眼内や眼の周りの外傷は診断が難しいことが多いため，基本はまず眼科受診です．重症であるかどうかの程度判定まではどの眼科でも対応可能ですが，下記に述べる手術が必要であろうと思われる状態であれば，手術対応可能な施設に紹介，あるいはまず問い合わせをしていただくほうがよいでしょう．

眼の周りの外傷は，視力低下の程度や痛みと重症度が一致しないことが多く，一見正常にみえていても穿孔していたり，眼球内に外傷による障害が起きていることがあります．

代表的な外傷について，以下に概説します．

穿孔

明らかに穿孔していたら，眼科での緊急対応が必要です．穿孔部位がわからなくても，熱い涙が出ると言われたらどこかが穿孔しています．これは前房水の温度が涙より高いためです．早急に手術が可能な施設へ紹介してください．血まみれになっていたら，ほとんどが皮膚からの出血と考えられても，無理に開瞼するより眼科へ行ってもらったほうがよいでしょう．

外傷性視神経症

眉の外側あたりを打撲することで，視神経への損傷が起きることがあります．外傷自体は軽微で，擦過傷程度のことも多いのですが，急激な視力低下を訴えます．これを外傷性視神経症と呼び，RAPD（relative afferent pupillary defect，相対的瞳孔求心路障害）が陽性となる（ペンライトで対光反射を確認する）ことで診断します．必ずしも骨折を伴わないので，画像診断にこだわる必要はありません．手術は眼科以外の診療科で行うことも多いのですが，本疾患が疑われたら，まずは眼科に問い合わせをしてください．

吹き抜け骨折

眼球周囲を強く打つことで起きる骨折です．骨折した眼窩壁に眼球周囲組織がはまり込み，複視や眼球運動障害が起きますが，複視は小児の場合は訴えないこともあります．迷走神経反射による悪心・嘔吐が起きるので，眼を打ったのになぜ？ と思われることもあるようです．眼科の画像診断ができる施設へ紹介してください．手術は眼科以外の科が行うこともありますので，問い合わせをしたほうが確実です．若年者は若木骨折となり，骨折した部分が元の位置に戻るときに下直筋を絞扼してしまうことが多く，受傷後24時間を過ぎると筋肉が壊死を起こす可能性があるので，早めの対応が必要です．

化学外傷

眼に何らかの「液体」が入ったと電話などで問い合わせをもらったら，まずは10分以上，流水で眼を洗ってもらい，その後，眼科を受診するよう指示してください．この場合の洗眼は水道水で問題ありません．シャワーがあれば最適です．洗眼せずに小児科を受診してきた場合は，水道水でも生理食塩水でも可能な方法で洗眼してから，眼科を受診させてください．成人では業務用の強アルカリによる化学外傷がありますが，小児の場合，アルカリ性の液体としては漂白剤，カビ取り剤，学校で実験に用いる水酸化ナトリウムなどです．最近は消毒用アルコールを誤って眼に噴霧してしまうことも多くなったようですが，少量のアルコールであれば重症化することはまずありません．

角膜の傷

指や紙が眼に入ったなど原因はいろいろですが，角膜部分は少しの傷でもかなりの痛みを訴えます．すぐに眼科を受診することが難しいようであれば，ヒアルロン酸ナトリウム点眼液などで様子をみてください．傷が治れば痛みがなくなります．

保護者や学校の先生方への説明

- 「眼の周りのケガは，冷やしたり圧迫したりする必要はありません．もし眼球に穴が開いていたら，圧迫してしまうと重症になる可能性もあるからです．眼帯も必要ありません．出血している場合は，ガーゼを貼って軽く押さえる程度にして，早めに眼科を受診してください」
- 「眼に液体が入った場合は，水道水でよいのでまず洗眼です．10分以上，水道の流水で洗ってください．シャワーがあればもっと洗いやすいです．洗眼後に眼科を受診してください」

7 結膜下出血

原因，症状，診断

球結膜の血管が切れて出血することがあり，結膜下出血と呼ばれます．患者は「充血」と表現されますが，面状に赤くなる状態は，慣れると電話で患者の話を聞いただけで診断できるようになります．

図3-12は成人に起きた結膜下出血です．成人の場合は原因不明であることがほとんどです．ウイルスによる急性出血性結膜炎のときにも結膜下出血はみられますが，この場合は結膜炎症状（結膜充血と眼脂）がみられます．

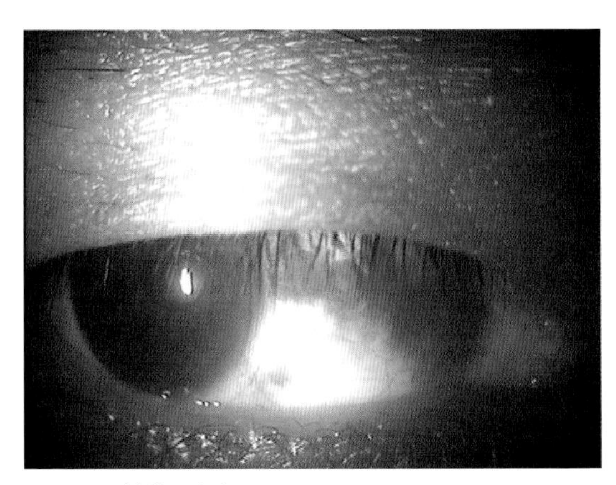

図3-12　結膜下出血
球結膜の白目部分にべったりとした出血が見える．出血の範囲はさまざまとなる．

一方，小児の結膜下出血は通常，原因不明で起きることはなく，ウイルスによる急性出血性結膜炎（p.34，**表3-1**）や，虐待を含む外傷，まれではありますが出血素因のある血液疾患が考えられます．結膜下出血自体は，小児でも成人でも自然に吸収されるため，治療の必要はありませんが，小児はその原因を考える必要があります．

8 睫毛内反

原因，症状，診断

眼瞼ではなく睫毛そのものの生える（伸びる）方向が内側に向いている状態で，先天性であり，0歳児の半数にみられるといわれています．眼脂，異物感，流涙などの症状があり，角膜に傷があると視力低下，乱視の原因となることがあります．

治療

成長と同時に内反は改善していくのですが，6歳を過ぎると睫毛が固くなり，角膜障害が増えるため，その頃にまだ内反があるようなら手術対象となります．内反している睫毛を抜いてしまうと，睫毛乱生症（睫毛の生えてくる方向や配列が乱れる）になることが多いので，抜去することはおすすめしません．

上述したような症状がある場合には，0.1％ヒアルロン酸ナトリウム点眼液を使ってもらいます．睫毛内反が視力に影響することもあるため，一度は眼科を受診するようにすすめてください．

保護者への説明

「まつ毛が生まれつき内向きに生えているため，常に眼の表面にまつ毛が触れている状態になっているので，目ヤニなどの症状が出ていますが，成長と同時にまつ毛は外側に向くようになることが多いので，しばらくは目薬で様子をみます．眼の表面の傷が多いと視力が出にくくなることもあるので，一度は眼科も受診してください」

9 眼瞼下垂

明らかな先天性以外は，診断・治療のどちらも小児科と眼科が協力して行うため，病院クラスでの診療となります．

1 先天性眼瞼下垂

原因，症状，診断，治療

治療は手術になりますが，先天性で，MRD-1（marginal reflex distance-1，瞳孔中心と上眼瞼縁の距離）（図3-13）が1mm以上あれば，弱視になる可能性は少なく，手術をするとしても5歳以降になるまで待つことがほとんどです．

代償性頭位（顎上げ：下方視で見ようとする，眉上げ：前頭筋で補おうとする）をとっている場合も，手術は急がなくて大丈夫なのですが，眼瞼下垂しているほうの眼に屈折異常，角膜乱視，斜視が出ることが多いとされているため，眼科での経過観察も必要です．

先天性の動眼神経麻痺で眼瞼下垂していることもあり，この場合は眼球の内転，上転，下転制限が出るため，外斜視の状態となっています．

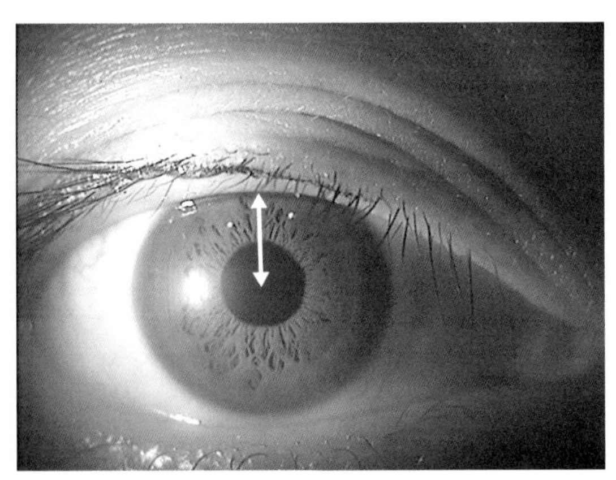

図3-13　MRD-1（marginal reflex distance-1）
瞳孔中心と上眼瞼縁の距離．矢印で示した部分が眼瞼下垂の程度判定に用いられる．

保護者への説明

「先天的なもので，時期をみて手術になることもあり，また視力が出るかも確認したほうがよいので，急ぎではありませんが眼科を受診してください」

② 後天性眼瞼下垂

原因，症状，診断，治療

成人は加齢による眼瞼下垂が多いのですが，子どもの後天性の眼瞼下垂は，何らかの疾患が原因としてあると考えてください．診察する機会は多くありませんが，代表的な症候として下記があります．

重症筋無力症

自己抗体により神経筋接合部の伝導が障害される自己免疫疾患であり，5歳未満にも発症のピークがあります．比較的急性発症の眼瞼下垂で受診してきますが，下垂を「眼が腫れた」と保護者が表現したり，斜視や眼球運動障害，頭位異常がみられることもあります．易疲労性が特徴的な症状であり，夕方になると症状がはっきりしてくるという日内変動があります．朝は眼が開いているのに夕方になると瞼が下がる，夕方になると視線が合いにくいといった症状に，保護者が気づきます．

眼瞼下垂，眼球運動障害があり，自己抗体を採血で調べて陽性であれば，診断がつきます．AChR（抗アセチルコリン受容体，acetylcholine receptor）抗体が陰性であれば，MuSK（抗筋特異的受容体型チロシンキナーゼ，muscle-specific receptor tyrosine kinase）抗体も調べますが，同時測定は保険診療上，不可となっています．

15％程度はどちらも陰性の症例がありますので，その場合は易疲労性の証明を行います．就学時以降であれば，成人と同様に下記のテストで判定します．

①眼瞼の易疲労性試験（上方注視負荷試験）：1分間の上方注視負荷後に眼瞼下垂，斜視，複視が出ると陽性判定．

②アイスパック試験：保冷剤を2分間当てて眼瞼下垂が2mm改善すれば陽性判定．

これらの試験ができない年齢の乳幼児は，エドロホニウム塩化物を静注する試験となりますので，これは小児科にお願いすることになります．

治療は，小児科で抗コリンエステラーゼ，ステロイドの全身投与を行い，眼科では眼瞼下垂，斜視の治療を行うことになります．

Horner症候群

頸部交感神経路の障害により，患側の中等度縮瞳（暗所では患側の縮瞳が目立つ）と，軽度の眼瞼下垂が起こります．小児は先天性や出産時外傷によることが多いのですが，ときに神経芽腫が原因のことがあるため，精査が必要な場合は画像診断もできる施設へ紹介してください．

10 色覚異常

原因，症状，診断

先天色覚異常

先天色覚異常は遺伝によるもので，現時点では治癒することも見え方の程度が変わることもありません．日本人における頻度は男性5％，女性0.2％，女性の保因者は10％くらいです．

色覚を司る網膜の錐体細胞は3種類あり（L-錐体＝赤錐体，M-錐体＝緑錐体，S-錐体＝青錐体），それらのどれが働くか働かないかによって色覚異常の「型」（1～3型）が決まり，また完全欠損か機能不全かの違いで見え方の程度が決まります．なお，錐体細胞の3種類すべてが欠損していると視力不良となるため，その場合には色覚異常だけで受診してくることはありません．また2種類が欠損し，正常な錐体が1種類という色覚異常は極めてまれであり，S-錐体＝青錐体のみに異常があること（3型色覚）もまれです．

われわれが日常的に出会う色覚異常は，「赤緑色覚異常」がほとんどです．これはL-錐体＝赤錐体，M-錐体＝緑錐体のどちらか1種類が欠損または機能不全であるX連鎖潜性（劣性）遺伝によるものになります．赤緑色覚異常は，**表3-3**に示すように4種類に分類され，次のように1型と2型のそれぞれに間違いやすい色の組み合わせがあります．

表3-3　赤緑色覚異常の分類

分類	錐体の種類		
	L-錐体＝赤錐体	M-錐体＝緑錐体	S-錐体＝青錐体
正常	○	○	○
1型2色覚	×	○	○
2型2色覚	○	×	○
1型3色覚	△	○	○
2型3色覚	○	△	○

○：正常，△：機能不全，×：欠損
2色覚は，1種類の錐体細胞が欠損し，2種類の錐体細胞のみが機能している.
3色覚は，3種類の錐体細胞が存在しているが，そのうちの1種類が機能不全となっている.

1型（L-錐体＝赤錐体に異常あり）：2型色覚の色混同（下記）に加えて，赤と黒，ピンクと水色も混同しやすい.

2型（M-錐体＝緑錐体に異常あり）：赤と緑，黄緑とオレンジ，茶と緑，緑と灰色・黒，青と紫，ピンクと白・灰色を混同しやすい.

1型と2型を正確に区別するにはアノマロスコープという器械が必要なのですが，これを持っている施設はとても少なく，通常はパネルD-15という色並べ検査で診断します．職種によっては，就職採用時にアノマロスコープによる診断も必要なことがありますが，パネルD-15はほとんどの眼科に備えてあるため，日常生活にかかわる検査としてはどの規模の眼科でも行えます.

• 色覚検査を受ける最適なタイミング

近年は進学や就職において色覚による制限はほとんどなくなったのですが，警察官，自衛官，航空航海関係など，採用時に色覚を問われる職種がいくつかあります．また色覚異常があると仕事上不利になると考えられる職種には色校正，染色，塗装，商業デザイナー，食品関係など，さらにLEDライトを見ることが多い職種があげられます.

現在，学校健診では希望者のみに色覚検査を行っています．もし保護者から色覚検査について相談された場合は，小学3～4年生頃に眼科で検査を受けることをすすめてください．幼児用色覚検査表もありますが，色覚検査にはある程度の理解力が必要であり，幼児の検査結果は信頼性に欠けることもあります．

そして色覚異常の診断がついていれば，職種の希望が明確になる就職・進学前にもう一度，眼科で検査を受けることをおすすめします．これは色覚が成長とともに変化するからではなく，小学生くらいの年齢の子どもではまだ将来の職種選択についての希望が定まっていないことが多いため，実際に職種を選択する時期が来た時点で，採用条件などを再確認し，本人にもきちんと理解してもらったほうがよいからです．

後天色覚異常

後天色覚異常は，加齢（主に白内障による），網膜疾患，緑内障，視神経疾患，後頭葉の脳梗塞などの病変，そして薬の副作用（抗がん薬など）で起きることがあります．原因を見つけて必要な対処を行います．治る場合も，色覚異常が残る場合もあります．先天色覚異常は遺伝によるものであるため左右差はなく，検査は両眼で見ている状態で行いますが，後天色覚異常は左右差があることも特徴であるため，検査は片眼ずつ行います．

保護者への説明

- 「先天色覚異常は治るものではありませんが，日常生活に問題が起きることはほとんどありません．まったく色が見えず白黒の世界を見ているわけではなく，間違いやすい色の組み合わせがあると思っていただければよいでしょう．よく間違いが起きやすいのは，暗いところで急いで小さい物を色で見分けなくてはならないような場合です．間違えないようにする対策としては，色以外の情報も追加しておくとわかりやすくなります．例えば，タオルは色だけでなく模様（縞模様など）の違いで見分けられるようにして持ち主を決めたり，色鉛筆やクレヨンは色の名前が書かれているものを選ぶなどです」
- 「就職の採用時に色覚検査があったり，色覚異常があると不利になる職種もあるため，職種の選択が関わる進学や就職時には，眼科でもう一度，色覚異常の程度を確認したほうが確実です」

色覚異常はどう見えているのか？

最近はアプリなどで色覚異常の人の見え方を再現できるものがありますが，本当はどう見えているのかは誰にもわかりませんし，異常の程度が軽い人が多いので，もう少し色の判別がつくような見え方ではないか，ともいわれています．ただ，見分けにくい色の組み合わせはわかっているので，カラーのプリントや講演会のパワーポイント作成時にアプリでチェックするのはおすすめします．筆者は，初めて自分のお子さんが色覚異常であることを知った保護者への説明にも使っています．

11 Down症候群

症状，診断

Down症候群は屈折異常（メガネ装用を必要とすることが多い），斜視，眼振，睫毛内反，鼻涙管閉塞，白内障，円錐角膜，網膜異常，緑内障とさまざまな眼科領域の疾患が起きる可能性があります．

重症であったり，早くから症状がはっきりしている場合は，生後の経過を診ている病院クラスの施設の眼科で診察を受けていることが多いと思います．もしDown症候群の患児を診ることがあった場合に，何らかの眼症状があり，かつ1回も眼科受診していなければ，まずは近隣の眼科を受診してもらってください．

12 先天白内障

原因，症状，診断

特発性は片眼が多く，遺伝性は両眼発症です．全身疾患に伴う場合や（ガラクトース血症，糖尿病，Fabry病，Down症候群など），子宮内感染（風疹，サイトメガロウイルス，トキソプラズマ）によるもの，何らかの眼疾患に伴う白内障もあります．

なお，先天性以外では，外傷によるものや，中学生以降になるとアトピー性皮膚炎に伴うものがみられるようになります．

視力低下や羞明の訴えが出にくい年齢では，斜視や眼振，瞳孔領の白濁に保護者が気づくこともありますが，小児科では乳幼児健診時にRed reflex法（p.25）で異常がないか確認していただくことで，早期発見につながります．

治療

白内障の治療は手術です．手術が必要となるのは1万人出生に対して3人くらいと数としては多くはないのですが，片眼性では生後6週までに手術（できれば生後1か月くらいまでに白内障の診断をつけたい），両眼性では遅くとも生後10～12週に手術が推奨されていますので，白内障を疑ったらすぐに小児の手術ができる施設へ紹介してください．白内障による視力不良な状態が続くと，弱視になってしまいます（p.5，**表1-1**）．また，先天白内障が血縁にいる場合は，生後すぐに眼科への受診（できれば小児専門の眼科への紹介が望ましい）が必要です．

13 小児緑内障

原因，症状，診断

先天性の小児緑内障は約3万人に1人の発症とされています．わが国における成人の緑内障は眼圧の上がらないタイプが多いのですが，小児の緑内障は房水の流れ道の発生異常であるため，眼圧が上がります．

小児は眼球壁が柔らかいため，上昇した眼圧で角膜径が拡大する，いわゆる「牛眼」がみられます．角膜径は，新生児では11 mm以上，1歳未満では12 mm以上，すべての年齢で13 mm以上が異常とされていますが，動く子どもでは計測しにくいことも多いと思われます．左右の角膜径の差や流涙，羞明，角膜混濁，眼瞼のけいれんといった症状で疑ってください．両眼発症では，角膜径に左右差が出にくいこともあります．

なお，散瞳すると眼圧の上がる，いわゆる「緑内障発作」は小児には基本的に起こりません．緑内障発作は，もともと狭い隅角（p.8，図1-2）が薬剤などによる散瞳で閉じてしまい，房水が流れにくくなって眼圧が上がるのですが，小児は隅角の開大度が大きいため，散瞳しても閉じることがないからです．水晶体の位置や形態に異常がある場合は，散瞳により隅角が閉じることもありますが，数としては多くありません．

治療

治療は基本的に手術となるため，疑った場合は小児専門の眼科へ紹介してください．一般開業医にある眼圧計は，空気圧で測る非接触型と点眼麻酔後に測る接触型の2種類のみのことがほとんどで，この眼圧計では眼圧測定できるのは早くても4歳くらいからになります．そのため，小児の眼圧測定は一般開業医では難しいことが多く，小児緑内障の診断や術後のフォローは，緑内障手術をしている施設で行うことがほとんどです．

14 視神経炎

原因，症状，診断

視神経炎は，ウイルス感染やワクチン接種後にみられることがあります．視力低下，視野異常が症状として出ますが，視力低下の訴えができない年齢に起きると，かなり悪化してからの受診となることもあります．

乳頭炎型が多く，この場合は眼底をみると診断がつきますが，視神経乳頭に異常がみられない球後視神経炎のこともあります．片眼に起きるとRAPD陽性となりますが，10歳未満では両眼性の発症が多いため，この場合はRAPDが診断に使えません．確定診断にはMRIによる画像診断が必要となるため，疑った段階で小児専門の眼科がある病院クラスの施設へ紹介してください．

治療

予後がよく自然軽快が多いのですが，ステロイドの全身投与を行うこともあります．

参考文献

1) Azari AA, et al：Conjunctivitis：A Systematic Review of Diagnosis and Treatment. JAMA, 310 (16)：1721-1729, 2013.〈結膜炎について，日本で使用されている薬剤とは少し異なるものが載っていたり，最近の論文ではありませんが，とてもわかりやすい内容です．無料で読めるのもすばらしい〉
2) Byoungyoung Gu, et al：Amblyopia and strabismus by monocular corneal opacity following suspected epidemic keratoconjunctivitis in infancy. Korean J Ophthalmol, 25 (4)：257-261, 2011.〈弱視の原因が片眼の角膜混濁であり，その原因が流行性角結膜炎であろうという報告です．1歳未満で流行性角結膜炎に感染していた症例では眼科診察の必要性を訴えています〉
3) 日本眼科学会：アデノウイルス結膜炎院内感染対策ガイドライン，2009.（https://www.nichigan.or.jp/member/journal/guideline/detail.html?itemid=283&dispmid=909）
4) 庄司純：専門医のためのアレルギー学講座 XI. アレルギー疾患の新しい診断法 5. アレルギー性結膜疾患．アレルギー，61 (5)：587-598，2012.
5) Kimura M, et al：A nerve-goblet cell association promotes allergic conjunctivitis through the rapid antigen passage. JCI Insight，8 (21)：e168596，2023.（https://insight.jci.org/articles/view/168596）〈花粉症の発症機序についての論文です．花粉が結膜表面について10分足らずでアレルギー反応が起き始めるために，洗眼してもあまり意味はないかもしれないというデータが示されています〉
6) 日本語版サンフォード感染症治療ガイド（アップデート版）（https://lsp-sanford.jp/sguide/index.php）.
7) 佐々木香る編：眼科抗菌薬 適正使用マニュアル，三輪書店，2021.
8) 先天鼻涙管閉塞診療ガイドライン作成委員会：先天鼻涙管閉塞診療ガイドライン，2022.（https://www.nichigan.or.jp/Portals/0/resources/member/guideline/nasolacrimal_obstruction.pdf）〈日本眼科学会ホームページに掲載．保護者への説明も載っています〉

第 4 章

点眼薬の基礎知識

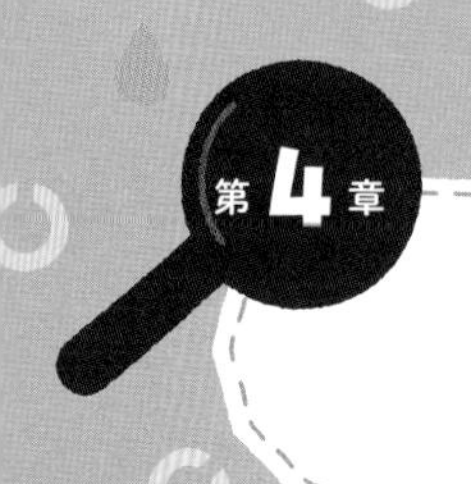

第4章

点眼薬の基礎知識

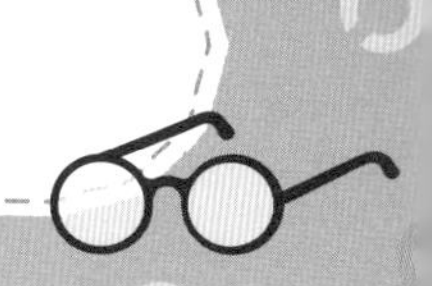

1 上手に点眼するには[1)]

点眼液

- 点眼液は，眼表面から吸収させたい薬剤です．点眼後にまばたきをする必要はなく，目頭を押さえる，あるいは閉瞼してもらうことで，薬剤が鼻から喉に流れ落ちて全身吸収される量を少なくできます．
- 点眼する際には，それほど嫌がらないのであれば，大人の膝に子どもの頭を乗せて点眼します．点眼時に暴れてしまう場合は，大人が2人いるのであれば，1人が子どもを抱きかかえて固定し，もう1人が点眼します．大人が1人で点眼するのであれば，**図4-1**のように押さえこんで点眼する方法もあります．

　とはいうものの，押さえつけることができても泣いてしまうと薬液が薄まりますので，子どもが寝ているときに点眼するのもおすすめです．眠っ

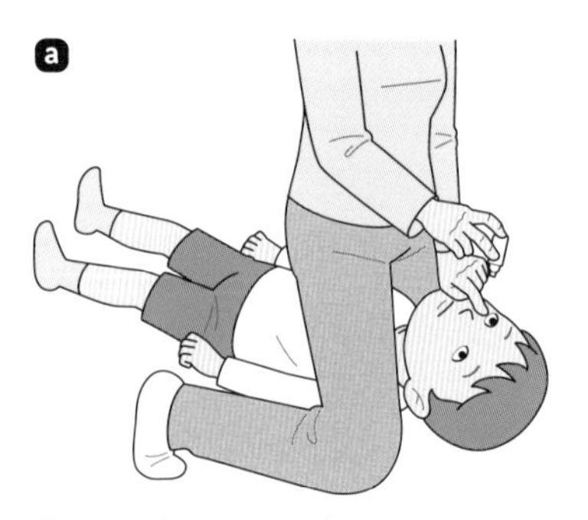

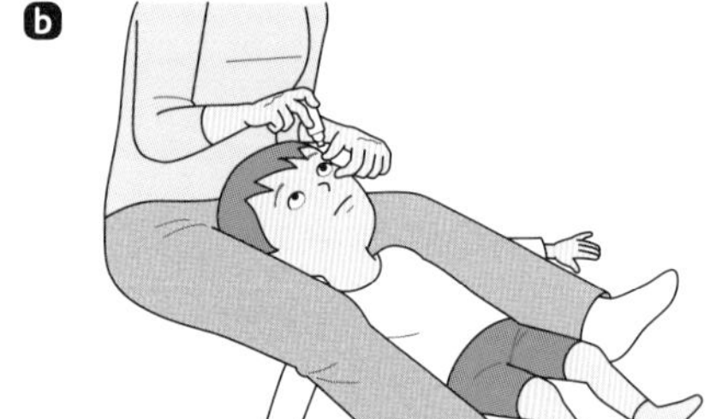

図4-1　点眼時の子どもの固定方法
a：馬乗り法．子どもの上にまたがり，大人の両足で子どもの頭を固定する．
b：プロレス法．子どもの両手を広げて大の字に寝かせ，大人の両足で子どもの頭と腕を押さえる．

ているとき，あるいは眼を閉じてもらって目頭に滴下し，目尻の皮膚を外側にそっと引っぱるか，下眼瞼を下に引くと，点眼液が眼表面に広がります.

- 保護者の中には，点眼液は角膜中央に滴下しないとダメと思っている方もいるので，下眼瞼の結膜囊（p.8，**図1-2**）に薬液が入れば大丈夫であることを伝えるのもよいでしょう.
- 点眼液の点眼量は，1滴で十分です．1滴以上点眼してもあふれるだけです.

2種類以上の点眼薬を使用する場合の点眼の順番

- 点眼の順番は，特に指示のない限り，
  ①水溶性（ほとんどの点眼液は水溶性）
  ②懸濁性（よく使われるのはフルオロメトロン点眼液）
  ③ゲル化点眼液（一部の緑内障治療点眼液と，抗菌薬のオフロキサシンゲル化点眼液）
  ④眼軟膏
  の順番になります.
- 同じ性質の点眼液の場合は，よく効かせたいものを後に点眼します.
- 点眼と点眼の間は，通常5分以上の間隔を空けます.

コンタクトレンズを使用している場合

ハードコンタクトレンズとワンデータイプの使い捨てのレンズの場合には，レンズをしたまま点眼してもまず問題ありません．しかし，2週間や1か月ごとに交換するようなソフトレンズの場合は，使用する点眼液に防腐剤の塩化ベンザルコニウムが含まれていると，これがレンズに徐々に吸着していくため，この防腐剤が入っている点眼液はレンズ装用中は原則使用不可となります.

ただ，小児が点眼薬による治療を必要とするのは，眼表面に何らかの炎症があることがほとんどですので，治療中はすべてのコンタクトレンズの装用は中止してもらったほうがよいでしょう.

眼軟膏

眼の周囲の皮膚に軟膏を塗るときは，指に取って塗ってもらいます.

眼内に軟膏を入れたい場合は，下眼瞼の結膜囊にチューブから直接，あるいは綿棒に取って入れます（図4-2）．綿棒は滅菌である必要はなく，ドラッグストアで売られているものでかまいません.

コンタクトレンズを使用している場合は，軟膏はソフトでもハードでもコンタクトレンズに付くと見えにくくなってしまうので，レンズをはずした就寝前にだけ使ってもらうこともあります.

抗菌点眼薬1滴と同量の抗菌薬を軟膏として点入するには1cmの量になりますので，眼内に入れる軟膏は一般的に，チューブから出した約1cmの量が適切な点入量になります.

点眼液と軟膏を2種類以上使う場合の点眼の順番は，前述の点眼液（p.71）で記載したとおりです.

子どもには点眼回数の少ない薬剤を処方

自分で点眼できるのは小学校高学年くらいからのようです．ただ自分で点眼できたとしても，学校で治療用の点眼薬を正確に使用するのはなかなか難しいと筆者は考えていますので，必要点眼回数が少ない薬を処方するようにしています.

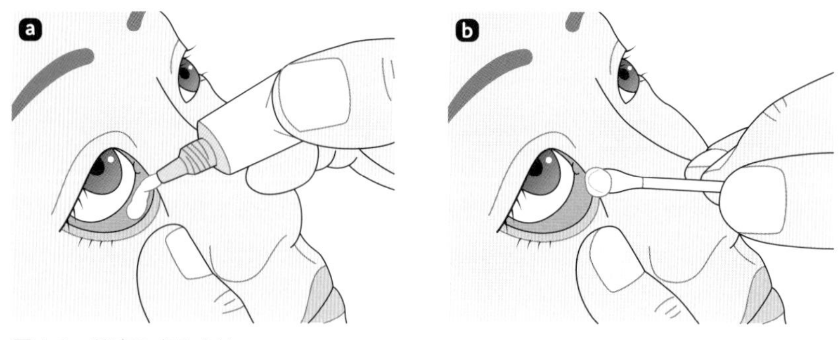

図4-2　軟膏の点入方法
a：チューブの先が眼に触れないように結膜囊に入れる.
b：綿棒の先に軟膏を乗せて結膜囊に入れる.

点眼薬の保管[1)]

保管温度―冷蔵が必要な薬剤，冷蔵しないほうがよい薬剤

冷所保存が必要な点眼液・軟膏はそれほど多くありません．小児科で使う可能性があり，冷蔵保存が必要なものはオフロキサシンゲル化点眼液（わかもと），クロラムフェニコール・コリスチンメタンスルホン酸ナトリウム配合点眼液（オフサロン®など），アジスロマイシン水和物点眼液（アジマイシン®），溶解後のセフメノキシム塩酸塩（ベストロン®）くらいでしょう．

一方，冷蔵保存しないほうがよいものはトラニラスト点眼液（リザベン®など），ノルフロキサシン点眼液（ノフロ®，バクシダール®など）です．

遮光の必要性

遮光が必要なものは多くあります．わが国では遮光点眼瓶が使われないため，遮光が必要な点眼薬は，小さな遮光袋に入れて処方されます．遮光が必要かどうか悩むより，この付属の袋に入れてしまったほうが簡単です．遮光が不要な点眼薬であっても，直射日光は避けて保存してもらってください．

開封後の使用期限

通常，点眼薬は開封後1か月で破棄します．点眼瓶に記載されている期日まで使えると思っている患者が多いのですが，これは未開封の場合の期限です．

使い捨ての点眼薬は，一度開封したら点眼後にそのまま破棄となります．

使用期限が例外的に短いものもあります．ベストロン®点眼用は，溶解後7日で破棄となります．市販薬の人工涙液であるソフトサンティア®とロートソフトワン®は，使用開始後10日で破棄となります．

また，点眼薬は冷蔵すればいつまでも使えると思っている患者がとても多いのですが，冷蔵しても開封後の使用期限は変わりません．

3 点眼薬の副作用[1)]

点眼薬の副作用は，充血やしみる感じという軽度のものから，アナフィラキシーショックといった重症なものまであります．ここでは小児科で処方する可能性のある薬剤の代表的な副作用について述べます．

刺激感（しみる）

抗菌薬のアジスロマイシン水和物点眼液（アジマイシン®）は刺激感があり，しみると言われることがありますが，これは使っているうちに慣れてくることが多いようです．また抗アレルギー薬のケトチフェンフマル酸塩点眼液（ザジテン®など）もしみる感じがあり，小児には使いにくいでしょう．

なお，アレルギー性結膜炎の一種である春季カタル（p.44）に使われることのある，免疫抑制薬のシクロスポリン点眼液（パピロック®）やタクロリムス水和物点眼液（タリムス®）も刺激感の強い薬剤ですが，これらは小児科で処方することはあまりないと思われます．

苦味

抗ヒスタミン点眼薬のエピナスチン塩酸塩点眼液には，濃度の異なる0.1％（アレジオン®LX）と0.05％（アレジオン®など）の2種類がありますが，0.1％のアレジオン®LXは，ときに苦味の訴えが出ます．濃度によるものと思われ，0.05％で苦いと言われることはまずありません．

なお，ドライアイの治療に使われるレバミピド懸濁点眼液（ムコスタ®など）も独特の苦味がありますが，小児のドライアイは珍しいのであまり使うことはないでしょう．

角膜沈着物

抗菌薬のノルフロキサシン点眼液（ノフロ®，バクシダール®など），オフロキサシン点眼液（タリビッド®など），ガチフロキサシン水和物点眼液（ガチフロ®），トスフロキサシントシル酸塩水和物点眼液（オゼックス®，トスフロ®）や，ステロイドの点眼薬を使っていると，角膜沈着物が生じることがあります．

それほどみられる副作用ではなく，小児では自覚症状も出にくいと思われますが，これらの点眼薬を使用中に角膜に何らかの沈着物を見た場合には，使用を中止して眼科受診をすすめてください．

角膜上皮障害

角膜上皮障害（眼がゴロゴロする，痛みなどが生じる）を起こすことがある点眼薬で，小児科で使用する可能性のあるものには，NSAIDsのブロムフェナクナトリウム水和物点眼液（ブロナック®など），アミノグリコシド系抗菌薬のトブラマイシン点眼液（トブラシン®），ゲンタマイシン硫酸塩点眼液（ゲンタマイシン点眼液0.3％「日点」など），ジベカシン硫酸塩点眼液（パニマイシン®）があります．また防腐剤として添加される塩化ベンザルコニウムでも，この副作用が生じます．

角膜上皮障害や，その原因を小児科で確定診断することは難しいと思いますが，これらの点眼薬を使用していて異物感や痛みなどの訴えがあれば使用を中止し，症状が長引くようであれば眼科受診をすすめてください．

かぶれ

いわゆる「かぶれ」は，薬剤に対するアレルギー性結膜炎と，接触皮膚炎の症状になります．

点眼液や眼軟膏を使っていて，結膜充血，眼瞼皮膚の発赤びらんを見たときには，薬の副作用を疑ってください．薬剤の使用を中止しても軽快しない場合は，眼科受診が必要です．

外来では，抗アレルギー薬のケトチフェンフマル酸塩点眼液（ザジテン®）や，抗菌薬のフラジオマイシン硫酸塩によるものをときどき見かけます．

フラジオマイシン硫酸塩は，単独の点眼薬はなく，主に配合薬として使用されており，ベタメタゾンリン酸エステルナトリウム・フラジオマイシン硫酸塩として点眼・点鼻用リンデロン®A液，および眼・耳科用リンデロン®A軟膏，さらにフラジオマイシン硫酸塩・メチルプレドニゾロンとしてネオメドロール®EE軟膏(眼軟膏)に配合されています．リンデロン®は強めのステロイド薬ですので，小児科で出すことはないと思いますが，眼瞼皮膚がただれているためにステロイド軟膏を使いたいという場合には，弱いステロイド薬の軟膏としてネオメドロール®EEが選択されることもあるようです．そのようにせっかく弱めの薬剤として選んだはずの軟膏にかぶれてしまうこともあるので，要注意です．なお，商品名にAの付かないリンデロン®には，フラジオマイシン硫酸塩は配合されていません．

点眼薬によく使われる防腐剤に塩化ベンザルコニウムがありますが，この防腐剤によってかぶれたり，ときに角膜に傷ができてしまうことがあります．使い捨てのおしぼりには，この防腐剤が使われていることが多く，眼の周りを清潔にしようとおしぼりで顔を拭いて皮膚がただれてしまう方をときどき見かけます．

ステロイド点眼薬による副作用への注意喚起 ―小児では眼圧上昇が起きやすい

ステロイド点眼薬による副作用はいくつかありますが，感染症の場合は，痛みや充血が出ることが多いため見つけやすく，白内障の場合は，たとえ生じてしまっても(もちろん起きないほうがよいのですが)，手術をすれば治すことができます．

しかし一番困るのは，ときに視神経の細胞死という不可逆性の変化を起こすことがある眼圧上昇です．これによって視野が欠ける緑内障となる可能性があります．ステロイド薬の中では，点眼薬が最もこの副作用を起こしやすいのですが，外用薬，内服薬，ときに点鼻薬でも出ることがあります．

ステロイド薬による眼圧上昇は，成人であっても自覚症状がないことが多く，眼圧測定によってチェックするしかありません．散瞳すると眼圧が上がる狭隅角眼とは異なり，投与前に眼圧が上がる可能性をチェックすることもできません．遺伝的に決まっている体質のようであり，ステロイド薬で眼圧の上がる人をステロイドリスポンダーと呼んでいます．

眼圧上昇の副作用は小児に起きやすいとされていますが，チェックするための眼圧測定は乳幼児ではできないことも多いため，眼科であっても，子どもにステロイド点眼薬を処方するのは術後などのかぎられた状況でのみ，それも短期間とすることがほとんどです．

最近の研究によると，2023年の報告[2]では，4～14歳（平均8.5歳）の小児に0.1％フルオロメトロン点眼液（フルメトロン®など）を術後1か月使用した結果，眼圧の上がる症例は少ないとしていますが，少ないとはいえ，上がる症例があることには留意すべきでしょう．また2001年の報告[3]では，0.1％フルオロメトロン点眼液を1日3回と6回，4週間継続して比較した結果，6回のほうが眼圧は上がりやすいとしていますが，3回でも眼圧が上がっているのは，年齢が3～9歳（平均5.5歳）と低めだからかもしれません．

アレルギー性結膜炎に対しては，ステロイド薬は抗ヒスタミン薬よりも効果が出やすいため，短期間の使用であることを説明して処方したとしても長期間点眼していたり，必要以上の回数を点眼している保護者をときどき見かけるので注意が必要です．

なお，内服薬とは異なり，ステロイド点眼薬の中止による症状のリバウンドはありません．

4 市販薬は効果があるのか？[1]

市販薬で治そうとするのは“ものもらい”，細菌性結膜炎，アレルギー性結膜炎，異物感

市販薬（一般用医薬品，OTC）も，症状に合わせて使ってもらえれば，それなりに効果はあります．

子どもの場合，保護者が市販の点眼薬でなんとか治そうとするのは，“ものもらい”（麦粒腫，霰粒腫），細菌性結膜炎，アレルギー性結膜炎，そして原因はわからないがゴロゴロする異物感がある，という状況かと思われます．

“ものもらい”と，細菌性結膜炎は，市販の抗菌性点眼薬を使って数日で

効果が出れば，その使用を継続してよいでしょう．市販の抗菌性点眼薬の種類はサルファ剤のみなので，効果が出なければ処方薬での治療が必要となります．

アレルギー性結膜炎用の市販薬は，クロモグリク酸ナトリウムを有効成分としているものが多く，濃度は1％が最大濃度となっています（処方薬は2％です）．外箱などに「かゆみに効果あり」と記載されています．これも効果が出にくければ，処方薬での治療をおすすめします．

異物感は，その原因はさまざまですので，市販の人工涙液，またはヒアルロン酸ナトリウム点眼液のスイッチOTCであるヒアレイン®Sを使って治らなければ，眼科受診が必要です．市販の人工涙液には，ソフトサンティア®とロートソフトワン®点眼液があります．この2つはメーカーが異なり，点眼瓶のデザインも異なりますが，内容的には同じものです．

また市販の人工涙液は，花粉症のシーズン中に，眼表面から花粉を洗い流すときにも役立ちます．前述の2種の内容量は1本5mLなので，多く使用するときには1本10mLの点眼型洗眼薬ウェルウォッシュアイ®も便利です．一方，処方薬である人工涙液マイティア®には，防腐剤の塩化ベンザルコニウムが添加されているため，洗眼用にはおすすめしていません．塩化ベンザルコニウムが入っている点眼薬を頻回に使用すると，角膜に傷ができることがあるためです．

子どもの眼精疲労は少ない

子どもの眼は調節力（ピントを合わせる力）がとても強いため，眼精疲労になることは成人に比べて少ないといえます．成人の眼精疲労の原因は，メガネが必要なのに使っていない，使っていても度数が合っていない，ドライアイがある，斜視や斜位があるなどですが，子どもの場合は，メガネの度数が合っていなくても自分の調節力で調整できてしまうため，またドライアイも起きにくいため，あまり疲労を訴えないのです．したがって，子どもは成人のように眼精疲労で市販薬を使うことは少ないと考えられます．

市販薬の成分

ドラッグストアの目薬の棚の大半を占めているのは「一般点眼薬」に分類されている市販薬です（**表4-1**）．一般点眼薬は，使用できる成分とその最高濃度が決められています．主に，充血除去成分，ピント調節機能改善成分，ビタミン成分，アミノ酸，消炎・収斂成分，NSAIDs，抗ヒスタミン成分のうちのいくつかを組み合わせて作られています．これは例えば充血であれば，その原因がアレルギーなのか，何らかの炎症なのか，疲れ目なのかわからないけれども，とりあえず使ってみて効けばよい，というものなのだと筆者は個人的に考えています．

一般点眼薬に入っている抗ヒスタミン成分はクロルフェニラミンマレイン酸塩ですが，これは処方薬としては現在使われていない成分です．筆者は"かゆみが主体"の症状の場合には，市販薬としては「アレルギー用点眼薬」（前述したように，主な有効成分はクロモグリク酸ナトリウムで，外箱などに「かゆみに効果あり」と記載されている）をおすすめしています．

表4-1　一般用医薬品（OTC）の眼科用薬の製品分類

- 一般点眼薬
- 抗菌性点眼薬
- アレルギー用点眼薬
- 人工涙液
- コンタクトレンズ装着液
- 洗眼薬
- その他の眼科用薬

市販薬は子ども用にこだわらずに"症状"に応じて選ぶ

市販薬の「子ども用」は一般点眼薬となりますが，特に子ども用として濃度が薄くなっているわけではありません．

子ども用点眼薬には充血除去成分は入っておらず，またしみる刺激感の添加物も使われていません．子ども用にこだわるよりも，症状に応じて，前述のように点眼薬を選んでもらったほうが効果はあると思います．

なお，成人用の市販点眼薬も，しみる刺激が効果を増強させるわけではありません．刺激感のある点眼薬のほうが，市販薬としては売れるからのようです．その一方で，処方薬の点眼薬の場合は，刺激があると患者が使ってくれないことが多いので，そのあたり眼科医としては謎に感じています．

参考文献

1）石岡みさき：点眼薬の選び方2版，日本医事新報社，2020.〈眼科医向けではありますが，ご興味あれば参考にしてください．全身投与薬で発現する眼科領域の副作用もまとめています〉

2）穂積健太 他：日本人小児における0.1％フルオロメトロン点眼液の短期使用の影響についての検討．日眼会誌，127（5）：543-548，2023.

3）Fan DS, et al：A prospective study on ocular hypertensive and antiinflammatory response to different dosage of fluorometholone in children. Ophthalmology, 108（11）：1973-1977, 2001.

第5章

保護者に
よく聞かれること

第5章 保護者によく聞かれること

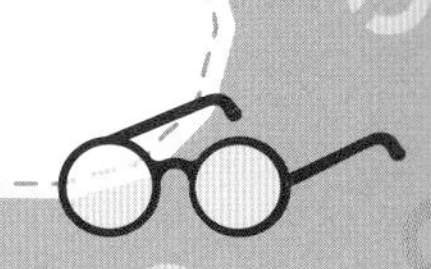

本章では筆者が子どもの眼に関して保護者からよく質問されることをご紹介します．小児科診療においても参考になれば幸いです．

眼帯をしたほうが早く治りますか？

眼科で眼帯を使用することがあるのは，術後の眼球保護のため，あるいは出血している場合に圧迫する治療が必要なときなどです．“ものもらい”で，外見の見た目を気にされて保護者・患児が眼帯を希望することもありますが，治療の意味はありません．要は，**眼科からの指示がない限り，眼帯をする必要はない**ということです．

特に乳幼児の場合には，眼帯で片方の眼を見えない状態にしてしまうと，ときに弱視の原因となってしまうこともあり，眼科からの指示がないかぎり使ってはいけません．一方，弱視治療のために使っている眼帯は，治療に必要なものですので勝手に外してしまってはいけません．乳幼児の眼帯は，眼科の指示どおりに使うということになります．

結膜炎がうつらないようにするためなのか，眼脂や充血のある乳幼児に眼帯を付けさせる幼稚園などがときどきあるのですが，眼帯による感染予防の効果というのは明らかになっていないと思われます．手洗いをしっかりしてもらったほうが効果的です．

処方された目薬が小児用ではありませんでした．大丈夫でしょうか？

市販の点眼薬には「子ども用」がありますが，処方薬にはありません．小児を対象とした臨床試験を実施して小児への適用あり，としている点眼薬はトスフロキサシントシル酸塩水和物点眼液（トスフロ®，オゼックス®）くらいなのですが，**眼科ではほとんどの点眼液や眼軟膏をどの年代にも同様に使っています．**

眼科外用の処方薬は，3歳から成人量とされていますが，処方する点眼液や軟膏の用量を減らすということもほとんどありません．

乳幼児に禁忌の点眼薬は，ブリモニジン酒石酸塩点眼液（アイファガン®など）がありますが（2024年2月現在），これは緑内障治療薬であるため，眼科以外で処方されることはまずないと思います．この点眼薬は乳児で無呼吸，徐脈，昏睡などの全身症状が出ることがあるため，2歳未満は禁忌となっています．

眼科で屈折検査のために用いるアトロピン硫酸塩水和物点眼液（p.12）は，年齢によって希釈して使用していることもありますが，これもまた眼科以外では使うことはない点眼薬です．

“ものもらい”がうつるのではないかと心配です．

“ものもらい”という呼び名が感染性の病気を連想させますが，**“ものもらい”（麦粒腫，ときに霰粒腫）（p.46）はヒトからヒトに感染する疾患ではありません．**麦粒腫と急性霰粒腫は細菌感染であり，抗菌薬が効きますが，ヒトにはうつりません．

ただし，うつりやすいウイルス性の結膜炎の場合に，瞼が腫れている状態で「“ものもらい”です」と受診してくるケースがあるので，そこは注意が必要です．

ときどき困るのが，「“ものもらい”ができやすいので，予防として抗菌点眼薬を使いたい」と言われることです．医療者にしてみれば，抗菌薬の投与は最小限にとどめるべきということ，そして細菌感染症に予防治療はできないのは周知のことです．また“ものもらい”に対しては抗菌薬の効果があるのかどうか，局所・全身ともにはっきりとしたデータがないようなのです．サンフォード感染症治療ガイド[1)]では，麦粒腫の治療の第一選択は「温湿布15分を1日4回で自然排膿」とされていますので，もし抗菌薬を欲しがる保護者がいれば，目元を温めることをすすめるのも１つの手かと思います．温めるためのアイマスクは市販のものを使用していただいてかまいません．また感染のない無菌性の霰粒腫の場合は，マイボーム腺が閉塞してできる脂の塊ですので，こちらも温めると治療効果があります．

なお，“ものもらい”の語源は「治すために人からものをもらう」という言い伝えのようです．地方により“めばちこ”，“めいぼ”など，いろいろな呼び名があります．

学校で測った視力と眼科での検査結果が違います．なぜですか？

学校医の先生方には説明するまでもないことではありますが，学校健診での視力検査は，370（サンナナマル）方式と呼ばれる0.3，0.7，1.0の３つの視標のみを使って測っていることがほとんどです．そのため，**学校健診での検査結果は視力の数値ではなく，視力の視標によって４段階（A～D）に分けた基準による判定（表5-1）**となります．これは，**学校生活に困っていないかについてのあくまでも目安を評価するもの**です．

判定結果がＡ以外のＢ～Ｃであった場合には，眼科での視力検査を受けるように，学校から保護者へ通知が渡されます．

学校健診では，裸眼視力と，普段からメガネを使っているのであればメガネをかけての視力は測っていますが，眼科で行うような検査用レンズを用いて矯正視力を測る視力検査は行いません．毎年春は学校医による眼科健診と同時期に，学校職員による学校健診の視力検査も行われるため（学校保健安全法で毎学年6月30日までに行うことになっている），学校健診

表5-1　学校健診での視力検査「370（サンナナマル）方式」の判定基準

判定	視力	見え方の目安
A	1.0以上	一番後ろの席からでも黒板の文字が見える
B	0.7～0.9	後ろの方の席でも黒板の文字はほとんど読める
C	0.3～0.6	後ろの方の席では黒板の文字は見えない
D	0.2以下	前の方の席でも黒板の文字は見えにくい

でも眼科と同じレベルの視力検査が行われているものと思っている保護者が多いようで，「なぜ学校で視力を測っているのに，また眼科で測るのか？」と聞かれることがあります．

時間がないので視力検査は器械で測った結果を教えてもらえばよいのですが，ダメでしょうか？

眼科での視力検査は意外に時間がかかります．矯正視力が1.0以上出るかどうかと，検査用のレンズをいろいろ入れ替えているうちに，就学前の年齢の子どもたちは途中で飽きてしまうこともあります．そのため，器械で測っただけで十分ですと保護者に言われることがあるのですが，**器械（オートフ**

視力を表す数値の成り立ち

視力の数値は，均等に割り振られた値ではなく，単に順序を表している値であるため，そのまま足して平均値をとることはできません．つまり，視力1.0が0.9になることと，0.2が0.1になることは，同じ変化量ではありません．詳細は他の成書に譲りますが，視力を統計処理するときは，対数変換したlogMAR（logarithmic minimum angle of resolution）視力を用います．

視力とは，2点を識別する能力です．眼からその2点（ランドルト環の切れ目の端と端）を見る角度を「視角」（**図5-1**）と呼び，1/視角＝視力となります．通常使っている少数視力を視角で表すと，1.0＝1分，0.9＝1.1分，0.2＝5分，0.1＝10分となり（「分」は「度」より小さい角度の単位），少数視力では0.1の差が視角の差では異なることがわかると思います．つまり少数視力0.1と0.2の差より，0.9と1.0の差のほうが少ないということになるのです．

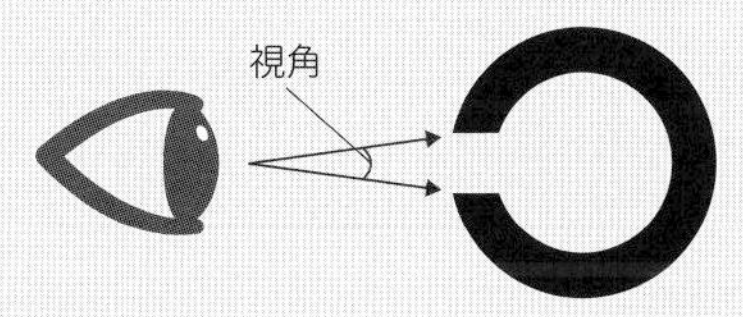

図5-1　視角（眼から2点を見る角度）

ラクトメータなど）で**自動的に測ったデータは他覚的屈折検査**であり，度数を計測しているだけになります．一方，**眼科スタッフが検査用レンズを変更しながら測っていく矯正視力は自覚的屈折検査**であり，両者は異なるものです．

もし器械で測って　2.0 Dという近視があるとわかっても〔D：dioper（ジオプター），度数の単位〕，ベスト視力を出すのが異なる度数のこともあります．また，どんなに検査用レンズを変えてみても矯正視力が1.0出ない場合は，何らかの疾患の可能性を考えなくてはなりません．器械で測るだけでは眼科で行う精密検査としては不十分ですし，学校に提出する報告書も記載することができません．

また，この他覚的屈折検査のデータ，あるいはカルテのコピーでメガネやコンタクトレンズを作りたいと言われることもよくありますが，このような要望にも応じることはできません．視力検査は片眼ずつの検査ですが，メガネは両眼で見るものですので，片眼と両眼では見るときの度数が変わることもあり，また一番よく見えている度数で作ったメガネが使いやすいメガネになるとは限りません．コンタクトレンズの場合であれば，処方する予定のレンズと同じ種類のレンズを眼に入れないと度数決定ができません．クリニックで余分なお金を払いたくないために，メガネ処方の希望を言わずにカルテのコピーが欲しいという方もいるようですが，メガネ処方のための視力検査は，窓口3割負担の方で670円程度の自己負担であり，子ども医療費助成の医療証のある場合は無料になります．

子どもの診察は小児専門の眼科を受診したほうがよいですか？

「子どもですが受診して大丈夫でしょうか？」と保護者から聞かれることは結構あります．小児の診察を行わない内科開業医クリニックもありますので，眼科も開業医は小児を診ないと思われていることもあるようですが，どの規模の眼科でも基本的には全年代の患者を診察しています．

保護者が「これは眼科にかかるべきだろう」と考える場合は，子どもが何歳であっても一般の眼科開業医を受診していただいてかまいません．受診後に，専門的な検査が必要になって他院に紹介することはあります．

ただし，**小児科医の先生方が眼科領域の異常を見つけた場合は，最初から小児専門の眼科に紹介していただいたほうがよいことが多いと思われます．**眼科への紹介については，本書でここまで述べてきたように，例えば乳児内斜視では手術が必要となり，後天性の斜視（麻痺性斜視など）では画像診断が必要となる可能性が大きいため，これらは一般眼科開業医では対応できません．また乳幼児健診の章で**表2-3**(p.27) にあげた異常所見のうち，充血や流涙は一般眼科開業医で治療できる疾患のこともありますが，他の症状の場合は重症疾患の可能性が高く，精査やその後の加療のことを考えると，小児専門の眼科で診療したほうがよいといえます．フォトスクリーナーを使用している場合では，上手に検査を受けているのにスクリーニングが終了しなかったり（検査機器の機種によっては異常判定と出たり，スクリーニングが終了しませんと出たりする），斜視の判定が出た際にも，小児専門の眼科を受診したほうが対応しやすいです (p.30)．もちろん一般眼科開業医にご紹介いただいてもよいのですが，そのまま病院クラスの医療機関に紹介になることが多いでしょう．

また眼科領域の症状が出ることのある全身疾患の場合には，全身状態や眼症状によっては開業医でも対応できたりできなかったりするため，個別にご相談いただくほうがよいかと思います．

参考文献

1）日本語版サンフォード感染症治療ガイド（アップデート版）（https://lsp-sanford.jp/sguide/index.php）．

索 引

さ行

た行

な行

は行

ま行

ら行

著者略歴

石岡みさき

みさき眼科クリニック 院長

1983年 筑波大学附属高等学校（91回），1989年 横浜市立大学医学部卒．同大学病院にて研修後，同大学大学院にて博士号取得．1993年 米国ハーバード大学に留学，1996年 東京歯科大学市川総合病院眼科，1998年 両国眼科クリニックを経て，2008年 生まれ育った東京都渋谷区（代々木上原駅近く）にみさき眼科クリニックを開業．

専門：前眼部疾患（ドライアイ，アレルギー疾患，角膜疾患）

趣味：旅行，食べ歩き，手芸（主にクロスステッチ刺繍）

小児プライマリ・ケアで診る子どもの眼疾患

2024年 5月 1日　1版1刷

著　者
石岡（いしおか）みさき

発行者
株式会社 南山堂　代表者 鈴木幹太
〒113-0034　東京都文京区湯島 4-1-11
TEL 代表 03-5689-7850　　www.nanzando.com

ISBN 978-4-525-28941-6